中社智库

新时代智库出版的领跑者

智库 中社

国家智库报告 2024 (1)
National Think Tank
中国非洲研究院文库 · 智库报告

非洲传染病防治体系研究

谷亚平　田牧野　[喀麦隆]恩科洛 · 福埃　等著

REPORT ON COMBATING INFECTIOUS DISEASES IN AFRICA

中国社会科学出版社

图书在版编目(CIP)数据

非洲传染病防治体系研究 / 谷亚平等著 . —北京：中国社会科学出版社，2024. 1
(国家智库报告)
ISBN 978 - 7 - 5227 - 2337 - 2

Ⅰ. ①非… Ⅱ. ①谷… Ⅲ. ①传染病防治—研究—非洲 Ⅳ. ①R183

中国国家版本馆 CIP 数据核字(2023)第 139820 号

出 版 人　赵剑英
责任编辑　郭曼曼
责任校对　韩天炜
责任印制　李寡寡

出　　版　中国社会科学出版社
社　　址　北京鼓楼西大街甲 158 号
邮　　编　100720
网　　址　http://www.csspw.cn
发 行 部　010 - 84083685
门 市 部　010 - 84029450
经　　销　新华书店及其他书店

印刷装订　北京君升印刷有限公司
版　　次　2024 年 1 月第 1 版
印　　次　2024 年 1 月第 1 次印刷

开　　本　787 × 1092　1/16
印　　张　9.5
插　　页　2
字　　数　121 千字
定　　价　49. 00 元

凡购买中国社会科学出版社图书，如有质量问题请与本社营销中心联系调换
电话：010 - 84083683

《中国非洲研究院文库》编委会名单

充分发挥智库作用　助力中非友好合作

——《中国非洲研究院文库总序言》

当前，世界之变、时代之变、历史之变正以前所未有的方式展开。一方面，和平、发展、合作、共赢的历史潮流不可阻挡，人心所向、大势所趋决定了人类前途终归光明；另一方面，恃强凌弱、巧取豪夺、零和博弈等霸权霸道霸凌行径危害深重，和平赤字、发展赤字、治理赤字加重，人类社会面临前所未有的挑战。

作为世界上最大的发展中国家，中国始终是世界和平的建设者、国际秩序的维护者、全球发展的贡献者。非洲是发展中国家最集中的大陆，是维护世界和平、促进全球发展的重要力量之一。在世界又一次站在历史十字路口的关键时刻，中非双方比以往任何时候都更需要加强合作、共克时艰、携手前行，共同推动构建人类命运共同体。

中国和非洲都拥有悠久灿烂的古代文明，都曾走在世界文明的前列，是世界文明百花园的重要成员。双方虽相距万里之遥，但文明交流互鉴的脚步从未停歇。进入 21 世纪，特别是中共十八大以来，中非文明交流互鉴迈入新阶段。中华文明和非洲文明都孕育和彰显出平等相待、相互尊重、和谐相处等重要理念，深化中非文明互鉴，增强对彼此历史和文明的理解认知，共同讲好中非友好合作故事，为新时代中非友好合作行稳致远汲取历史养分、夯实思想根基。

中国式现代化，是中国共产党领导的社会主义现代化，既有各国现代化的共同特征，更有基于自己国情的中国特色。中国式现代化，深深植根于中华优秀传统文化，体现科学社会主义的先进本质，借鉴吸收一切人类优秀文明成果，代表人类文明进步的发展方向，展现了不同于西方现代化模式的新图景，是一种全新的人类文明形态。中国式现代化的新图景，为包括非洲国家在内的广大发展中国家发展提供了有益参考和借鉴。近年来，非洲在自主可持续发展、联合自强道路上取得了可喜的进步，从西方人眼中“没有希望的大陆”变成了“充满希望的大陆”，成为“奔跑的雄狮”。非洲各国正在积极探索适合自身国情的发展道路，非洲人民正在为实现《2063 年议程》与和平繁荣的“非洲梦”而努力奋斗。中国坚定支持非洲国家探索符合自身国情的发展道路，愿与非洲兄弟共享中国式现代化发展机遇，在中国全面建设社会主义现代化国家新征程上，以中国的新发展为非洲和世界提供发展新机遇。

中国与非洲传统友谊源远流长，中非历来是命运共同体。中国高度重视发展中非关系，2013 年 3 月，习近平担任国家主席后首次出访就选择了非洲；2018 年 7 月，习近平连任国家主席后首次出访仍然选择了非洲。6 年间，习近平主席先后 5 次踏上非洲大陆，访问坦桑尼亚、南非、塞内加尔等 8 国，向世界表明中国对中非传统友谊倍加珍惜，对非洲和中非关系高度重视。在 2018 年中非合作论坛北京峰会上，习近平主席指出：“中非早已结成休戚与共的命运共同体。我们愿同非洲人民心往一处想、劲往一处使，共筑更加紧密的中非命运共同体，为推动构建人类命运共同体树立典范。”2021 年中非合作论坛第八届部长级会议上，习近平主席首次提出了“中非友好合作精神”，即“真诚友好、平等相待，互利共赢、共同发展，主持公道、捍卫正义，顺应时势、开放包容”。这是对中非友好合作丰富内涵的高度概括，是中非双方在争取民族独立和国家解放的历史进程中培育的宝贵财富，是中非双方在发展振兴和团结协作的伟大征程上形成的重要风范，体现了友好、平等、共赢、正义的鲜明特征，是新型国际关系的时代标杆。

随着中非合作蓬勃发展，国际社会对中非关系的关注度不断提高。一方面，震惊于中国在非洲影响力的快速上升；另一方面，忧虑于自身在非洲影响力的急速下降，西方国家不时泛起一些肆意抹黑、诋毁中非关系的奇谈怪论，如"新殖民主义论""资源争夺论""中国债务陷阱论"等，给发展中非关系带来一定程度的干扰。在此背景下，学术界加强对非洲和中非关系的研究，及时推出相关研究成果，提升中非双方的国际话语权，展示中非务实合作的丰硕成果，客观积极地反映中非关系良好发展，向世界发出中国声音，显得日益紧迫和重要。

以习近平新时代中国特色社会主义思想为指导，中国社会科学院努力建设马克思主义理论阵地，发挥为党和国家决策服务的思想库作用，努力为构建中国特色哲学社会科学学科体系、学术体系、话语体系作出新的更大贡献，不断增强中国哲学社会科学的国际影响力。中国社会科学院西亚非洲研究所是遵照毛泽东同志指示成立的区域性研究机构，长期致力于非洲问题和中非关系研究，基础研究和应用研究双轮驱动、融合发展。

以西亚非洲研究所为主体、于 2019 年 4 月成立的中国非洲研究院，是习近平主席在中非合作论坛北京峰会上宣布的加强中非人文交流行动的重要举措。西亚非洲研究所及中国非洲研究院自成立以来，发表和出版了大量论文、专著和研究报告，为国家决策部门提供了大量咨询报告，在国内外的影响力不断扩大。遵照习近平主席致中国非洲研究院成立贺信精神，中国非洲研究院的宗旨是汇聚中非学术智库资源，深化中非文明互鉴，加强中非治国理政和发展经验交流，为中非和中非同其他各方的合作集思广益、建言献策，为中非携手推进"一带一路"高质量发展、共同建设面向未来的中非全面战略合作伙伴关系、构筑更加紧密的中非命运共同体提供智力支持和人才支撑。

中国非洲研究院有四大功能。一是发挥交流平台作用，密切中非学术交往。办好三大讲坛、三大论坛、三大会议。三大讲坛包括“非洲讲坛”“中国讲坛”“大使讲坛”，三大论坛包括“非洲留学生论坛”“中非学术翻译论坛”“大航海时代与21世纪海峡两岸学术论坛”，三大会议包括“中非文明对话大会”“《（新编）中国通史》和《非洲通史（多卷本）》比较研究国际研讨会”“中国非洲研究年会”。二是发挥研究基地作用，聚焦共建“一带一路”。开展中非合作研究，对中非共同关注的重大问题和热点问题进行跟踪研究，定期发布研究课题及其成果。三是发挥人才高地作用，培养高端专业人才。开展学历学位教育，实施中非学者互访项目，扶持青年学者和培养高端专业人才。四是发挥传播窗口作用，讲好中非友好故事。办好中国非洲研究院微信公众号，办好中国非洲研究院中英文网站，创办多语种《中国非洲学刊》。

为贯彻落实习近平主席的贺信精神，更好汇聚中非学术智库资源，团结非洲学者，引领中国非洲研究队伍提高学术水平和创新能力，推动相关非洲学科融合发展，推出精品力作，同时重视加强学术道德建设，中国非洲研究院面向全国非洲研究学界，坚持立足中国，放眼世界，特设“中国非洲研究院文库”。“中国非洲研究院文库”坚持精品导向，由相关部门领导与专家学者组成的编辑委员会遴选非洲研究及中非关系研究的相关成果，并统一组织出版。文库下设五大系列丛书：“学术著作”系列重在推动学科建设和学科发展，反映非洲发展问题、发展道路及中非合作等某一学科领域的系统性专题研究或国别研究成果；“学术译丛”系列主要把非洲学者以及其他方学者有关非洲问题研究的学术著作翻译成中文出版，特别注重全面反映非洲本土学者的学术水平、学术观点和对自身发展问题的认识；“智库报告”系列以中非关系为研究主线，中非各领域合作、国别双边关系及中国与其他国际角色在非洲的互动关系为支撑，客观、准确、翔实地反映中非合作的现状，为新时代中非关系顺利发展提供对策建议；“研究论丛”系列集结中国专家学者研究非洲政治、经济、安全、社会发展等方面的重大问题和非洲国际关系的创新性学术论文，具有基础性、系统性和标志性研究成果的特点；“年鉴”系列是连续出版的资料性文献，分中英文两种版本，设有“重要文献”“热点聚焦”“专题特稿”“研究综述”“新书选介”“学刊简介”“学术机构”“学术动态”“数据统计”“年度大事”等栏目，系统汇集每年度非洲研究的新观点、新动态、新成果。

在中国非洲研究院成立新的历史起点上，期待中国的非洲研究和非洲的中国研究凝聚国内研究力量，联合非洲各国专家学者，开拓进取，勇于创新，不断推进中国的非洲研究和非洲的中国研究以及中非关系研究，从而更好地服务于中非高质量共建“一带一路”，助力新时代中非友好合作全面深入发展，推动构建更加紧密的中非命运共同体。

中国非洲研究院

2023 年 7 月

摘要： 本报告首先概述了整个非洲地区传染病防治的基本情况，描述了非洲医疗卫生体系的发展历史与现状、传染病防治体系的特点及现存问题，并对当前非洲地区存在的9种主要传染病及其防治措施进行了总结。为进一步了解非洲不同地区的传染病防治情况，本报告将非洲地区分为北部非洲、西部非洲、中部非洲、东部非洲和南部非洲五个不同区域，并选取了阿尔及利亚、几内亚、刚果民主共和国［刚果（金）］、坦桑尼亚、南非五个具有代表性的国家作为案例，分别就各个国家的医疗卫生体系的历史与概况、传染病防治的现状与特点、传染病防治存在的问题进行阐述，并提出了中国与其进行医疗卫生合作的建议。中非医疗卫生合作是非洲传染病防治的重要一环。本报告同时对中非医疗卫生合作的历史、内容、特点以及成绩进行了分析，并提到了中非传统医药合作以及传染病项目合作的内容。最后，该报告结合当前中非医疗卫生合作存在的问题，从加强系统规划、完善对非医疗援助体系、推动对非援助主体多元化、完善非洲医疗卫生体系、加强传统医药合作以及全面提升对非医疗卫生援助的影响力等方面提出了政策建议。

关键词： 非洲传染病；防治；中非医疗卫生合作

Abstract: This report first outlines the basic situation of infectious disease prevention and control in the entire African region and describes the history and current situation of the African medical and health system. The report also analyses the characteristics and existing problems of the infectious disease control system in Africa. Then describes the 9 major infectious diseases existing in Africa and take five countries which are Algeria, Guinea, Congo (Kinshasa), Tanzania, and South Africa as examples to analyses the infectious disease control system in different African region. Each country's medical and health system developing history, current situation and characteristics of infectious disease prevention and control, and existing problems in infectious disease prevention and treatment are expounded, then puts forward suggestions for China-Africa medical and health cooperation. The history, content, characteristics and achievements of China-Africa medical and health cooperation are also described here which includes China-Africa cooperation in traditional medicine and infectious disease projects. Finally, the report puts forward suggestions for China-Africa medical and health cooperation including strengthening systematic planning, improving the medical aid system to Africa, encouraging diversified aid force into Africa, improving Africa's health care system, strengthening traditional medicine cooperation, and comprehensively increasing the influence of medical and health aid to Africa.

Keywords: African Infectious Disease; Prevention and Control; China-Africa Medical and Health Cooperation

目　录

一　非洲传染病防治概述

（一）非洲医疗卫生体系的历史与现状

作为世界上发展中国家最为集中的大陆，非洲国家受社会经济发展水平的制约，在传染病防治方面显得薄弱。随着中非合作的深入发展，中国有必要加强对非洲传染病防治的了解和参与，这也是中国履行大国责任、参与全球公共卫生治理、构建中非命运共同体的总体需要。本章从非洲国家传染病防治体系的历史和现状切入，总结出非洲国家传染病防治的基本特征，在具体传染病类型中，最为困扰非洲的九大传染病为疟疾、埃博拉、艾滋病、黄热病、伤寒、霍乱、脑膜炎球菌性脑膜炎、脊髓灰质炎、肝炎，对此非洲国家已有相应的应对措施和经验。毋庸讳言，作为公共卫生系统的一环，非洲国家的传染病防治体系仍然存在不足之处，主要包括政府财政资金普遍投入不足、医疗卫生设施落后、传染病感染率与死亡率较高、卫生信息监测系统不健全、过于依赖国际援助等五大问题。

16 世纪以来，西方殖民者踏上非洲大陆开始进行殖民掠夺，到 19 世纪中后期，绝大部分非洲国家陷入了西方列强的殖民统治中。西方殖民者进入非洲大陆时也带来了西方医学。1840 年第一位传教士医生抵达塞拉利昂，之后从事医疗工作的传教士开始散播宗教于非洲大陆；自 19 世纪末起，殖民当局开始建立一批医疗点和医院，并初步形成了农村—城镇—中心城市三级医疗服务点。早期殖民地的医疗服务主要是救治军人、行政官员和传教士。一些农村门诊点的设立，开始对基层农村提供医疗服务，但是由于缺乏专业医务人员，这些乡村医疗服务水平极为低下。

需要特别指出的是，西方殖民者来到非洲后，由于对热带疾病防疫不足，死亡率普遍较高，且高于本地人；随着 20 世纪初西方医学对热带疾病研究的进展，对非洲当地传染病的防治工作取得了一定程度进步，针对疟疾、黄热病等热带传染病开展了一些防疫工作。随着 20 世纪 60 年代民族独立浪潮席卷非洲，非洲国家纷纷独立。这些国家在独立之后，第一时间开始发展本国的医疗卫生事业，依托于殖民当局早期建立的医疗点和医院，建设覆盖主要城镇和社区的医疗卫生网络，即构成县级—省级—中央卫生区三级医疗机构。与此同时，加强医疗卫生人才的培养，尤其是以职业培训的方式培养了一批基层医疗服务人才；此外，一些非洲国家还试图制定覆盖全民的医疗保险制度，但因财政负担过重而中止。

20 世纪 80 年代，非洲国家的公共卫生体系发生系统性变化。以埃及为例，此时国家开始鼓励私人进入公共卫生领域，和公共卫生部门一样，根据实际支出对其进行补贴。同时，提高当地药品的价格，以提高药品生产公司的盈利。和其他不发达的大陆一样，非洲国家的公共卫生部门是受公共财政支出减少影响最为严重的部门。埃及的公共卫生支出占国家财政支出的比例从 1965 年的 5% 降低到八九十年代的 1.9%，占 GDP 的 0.6%，世界卫生组织曾经提出，如果要在 2000 年保证所有人的健康，公共卫生支出要占 GDP 的 5%。①

20 世纪 80 年代末 90 年代初，一些非洲国家受其国内外局势

① Heba Ahmad Nassar, *Quelques ConsEquences Sociales Des Programmes D' Ajustement Structurel*. https://journals.openedition.org/ema/1262.

的影响，社会发展陷入困境，如坦桑尼亚、安哥拉、莫桑比克等国家，进而导致其国家医疗卫生事业停滞甚至倒退。一些跨区域传染病在非洲诸国长期肆虐，引发大量感染。在世界卫生组织、联合国工业发展组织、联合国贸易和发展会议、联合国艾兹病规划署、欧盟等国际组织的协调下，众多非洲国家在医疗器械、药品、专业技术等方面均接受了大量的国际援助，尤其是在对艾滋病、疟疾、霍乱等传染病的防治上。同时这也导致不少非洲国家在特定疾病防治、医疗器械及药品供给上至今依然严重依赖国外医疗援助。截至20世纪90年代末，随着非洲局势的整体稳定以及一些非洲国家摆脱社会危机，大部分非洲国家的经济发展趋于好转，一些非洲国家经济发展较快，这也使得大部分非洲国家能够集中力量改善本国卫生状况，故非洲各国医疗卫生事业均有不同程度的发展。进入21世纪之后，非洲各国针对本国卫生事业状况以及传染病传播制订了专项卫生计划，但是受制于其经济发展水平，卫生事业还处于较低水平。

此外，殖民者的到来对非洲的传统医药产生了较大的冲击。非洲的传统医药知识具有悠久的历史，其是在非洲土著文化和社区文化的基础上形成的。在殖民统治之前，非洲大多数人主要依赖传统医学治疗疾病和进行保健，其在非洲的医疗保健方面起到了非常重要的作用。西方殖民者到达非洲之后，传统医药的发展经历了巨大挫折，传统医药和治疗方法被禁止，西药成为非洲地区唯一被正式接受的药物。随着基督教在非洲的传播，教会建立了不少医院，旨在抗击非洲的传染病。但是，其并没有对非洲的传统医学进行研究。西方殖民者刻意回避提到非洲传统医学所起到的重要作用，认为非洲传统的医学知识体系过于粗糙简单，方法也是过时的。甚至不少非洲国家也持这种看法。比如，1975年莫桑比克独立之后，为了杜绝传统医学的传播，把巫医送进了再教育营地。20世纪晚期，传统医学在发展中国家重新得到了重视，再次复兴起来。非洲国家逐渐意识到，其所依赖的现代医疗卫生体系并不具有独立性，而是以西方国家的医疗卫生体系为模版，医疗器械和药品严重依赖进口。在殖民时期，西方殖民者长期垄断非洲的医药市场。非洲的大多数药品来自英国、美国、德国、意大利和法国等国家。这样不仅会导致其在医疗卫生领域的支出增大，而且西方的供应链一旦断掉，将会严重影响本国医疗卫生体系的正常运行。鉴于此，非洲国家开始逐渐向非洲的传统医药倾斜，逐渐提高传统医药在其医疗卫生体系中的地位。

在缺医少药的非洲大陆，传统医药越来越得到重视。1968年成立的马里传统医药研究所是非洲首个国家级传统医药研究机构。研究院设有医疗部和科研部，医疗部运用传统医疗手段为民众诊治疾病，科研部主要从事传统医药的科学研究以及开发工作。一些国家和非政府组织致力于传统医学的传承和发展。非洲传统医学促进协会（PROmotion of MEdicine and TReatment from Africa，PROMETRA）① 一直致力于运用非洲传统医药为农村以及落后地区的居民治疗疾病。由于艾滋病在非洲地区广泛传播，撒哈拉以南非洲尝试将现代医学和传统医学相结合治疗艾滋病。南非的昆达里亚基金会（Kundalia Foundation）提供资金专门培训这方面的医学人才。

总体来讲，非洲诸国由于历史上受殖民统治的影响，医疗卫生水平极低且不健全；在独立后有所发展，基本形成了覆盖主要城镇和社区的医疗卫生网络。目前非洲的医疗卫生体系主要是以西方现代医学体系为模板，西方医药在卫生体系中占据主导地位，同时传统医药在初级的卫生保健领域占据了较为重

① 该组织成立于1971年，总部设在塞内加尔的达喀尔，致力于通过研究、教育、推广和实践来保存非洲的传统医药技术、文化以及本土科学知识，运用传统医药技术来提升人类的健康水平，试图搭建起传统医疗和现代医学之间交流的桥梁。当前，这一组织在全球设有28个分支机构，遍及非洲、欧洲和美洲地区。

要的地位。目前非洲依然是世界上卫生状况最为落后的地区之一，12% 的人口承受着全球约 24% 的疾病负担，艾滋病、疟疾等传染病感染人数常年位居世界首位，卫生医疗网络较为脆弱，传染病防治等工作依然高度依赖国际发展援助。

（二）非洲传染病防治体系的特点

1. 以卫生分级制度为主

延续着殖民时期殖民当局初步形成的农村—城镇—中心城市的三级医疗服务点，非洲各国在独立后纷纷建立了以三级为主的卫生分级制度（有些国家为四级），并由此形成了基本医疗卫生体系。

初级医疗保健主要包括诊所、治疗中心、乡镇级医院等，直接面向县城及农村社区，基本覆盖绝大多数常住人口社区，一般社区诊所有 1—2 名医务人员，向基层患者提供有限药品和治疗方案来处理常见的健康问题。基层诊所、治疗中心直接参与社区的传染病防治工作，如防治知识宣传、基本的接诊和治疗工作；二级医疗保健主要是指省级或地区级医院，主要服务该省份或该区域内的人口，同时接收初级诊所的转诊病患；三级医疗保健则是指中央或国家级别医院，它们拥有该国最先进的设备、药品和技术人员，能提供该国最高水平的诊疗服务。在上述卫生分级制度中，一般让患者首先在初级保健机构就诊，然后通过转诊升至适当级别的卫生保健系统进行救治。

2. 区域内医疗资源差距较大

非洲国家的区域内医疗资源配备不均衡，存在着显著的城乡差异、空间差异。优质医疗资源广泛存在于第三级别医疗机构中，中央级医院接近发达国家医院水平，而偏远城镇地区甚至连卫生所都没有，非洲的医疗卫生服务供给明显偏向富裕阶层和城市居民。据《联合国千年发展目标报告》，在以非洲为代表的发展中地区，最贫穷的20%家庭中儿童发育迟缓的可能性，是最富裕的20%家庭儿童的2倍以上①；最贫穷家庭的5岁及以下儿童死亡率几乎是最富裕家庭的2倍②。由于接生环境和技术的问题，非洲孕妇死亡率占全球总数的1/2，近1/3的新生儿面临破伤风的威胁，还有近1/4的1岁儿童不能接种脊髓灰质炎疫苗，而这些病例大多发生在医疗条件较差的农村地区，这也使得农村地区成为非洲国家传染病防治工作中最为薄弱的部分。

3. 初步形成国家和区域疾病监测体系

虽然非洲联盟（简称非盟）现已成立了疾控中心，但并没有形成涵盖所有非盟成员国的感染性疾病监测系统，非洲各国则是建立各自的疾病监测体系。世界卫生组织非洲地区办公室（WHO－AFRO）组织实施的综合疾病监测与响应项目（Integrated Disease Surveillance and Response，IDSR）是覆盖面最广的疾病监测项目。该项目启动于1998年，主要目标是提升区域疾病监测和响应能力、整合实验室支持能力、共享不同疾病监测项目之间的资源、将实验室和监测数据转化为公共卫生行动。截至2010年，已有43个非洲国家采取IDSR的技术指南，31个国家完成了IDSR所有项目的实施，大量的公共卫生人员通过IDSR项目得到了培训。具体到非洲国家层面，则是由本国卫生部门牵头，在本国内建立国家疾病监测网络，并以区域为单位，形成了东部非洲、东部和南部非洲、西部非洲、南部非洲四个传染病监测区域系统。目前各国的监测系统尚属于初级水平，只是对部分高发流行病进行追踪、分析和预警。

① 《联合国千年发展目标报告》（2015年），https：//www.un.org/zh/millenniumgoals/pdf/MDG%202015%20Press%20Release_ Chinese.pdf。

② 《联合国千年发展目标报告》（2011年），https：//www.un.org/zh/mdg/report2011/pdf/4.pdf。

表1-1　非洲不同区域的几个主要感染性疾病监测系统或项目基本情况①

区域	系统或项目名称	项目启动时间	监测病种	主要特色
东部非洲	东非综合疾控监测网（EAIADS-Net）	2000年	急性出血热、霍乱、黄热病、麻疹、鼠疫和脊髓灰质炎等	除开展重要传染病监测，还为相关信息交流、技术培训和防控能力建设提供支撑
东部和南部非洲	东南部非洲加强基于社区的疾病暴发发现和影响（DODRES）	2016年	裂谷热、炭疽、狂犬病等人和动物间具有重要感染性的疾病	采取基于移动手机App的数字信息交流技术开展大健康相关信息的监测
西部非洲	监测和暴发响应管理系统（SOR-MAS）	2014年	埃博拉出血热、麻疹和H5N1禽流感等	适合不同层次用户使用，具有大数据处理功能，方便现场人员使用
南部非洲	南部非洲感染性疾病监测中心（SACIDS）	2008年	裂谷热、结核病、手足口病、鼠疫、病毒性出血热等	使用基于大健康等移动信息技术等创新性科技手段进行感染性疾病等监测和风险管理

4. 依赖国际援助，采取专病专防

最为困扰非洲的九大传染病——疟疾、埃博拉、艾滋病、黄热病、伤寒、霍乱、脑膜炎球菌性脑膜炎、脊髓灰质炎、肝炎——至今依然在非洲国家肆虐。非洲居民在遭遇传染病时，曾用自己本土部落文化中的草药及巫医来治疗。非洲各国独立之后，逐步建立起了基本医疗卫生体系，并开始制订针对传染病的防治计划，但是由于财政困难、医疗卫生条件落后等问题，往往难以落实到位。

自20世纪90年代起随着国际医疗援助在非洲的推进，众多非

① 陈勇、韩黎、刘超：《非洲感染性疾病监测现状》，《中华流行病学杂志》2018年第11期。

洲国家对传染病的防控主要依赖于国际援助，采取专病专防的措施，即国际组织针对非洲国家专项传染病提供资金、设施、药品及技术人员，非洲具体国家依托于此展开专项防治，甚至很多国家的卫生防治工作严重依赖国际援助：根据2013年的数据，非洲国家外部援助资金占本国卫生总费用的平均比例为10.4%，在世界卫生组织非洲区域所辖的47个非洲国家中，有30个国家外援资金占比超过该平均水平，最高的前5位分别是布隆迪共和国（73.3%）、南苏丹共和国（68.5%）、马拉维共和国（68.3%）、利比里亚共和国（57.8%）、刚果民主共和国（52.4%），这一情况基本持续至今。①

5. 传统医药在非洲卫生体系中占据重要地位

虽然当前非洲的医疗卫生体系是建立在西方现代医学基础之上，但是非洲传统医药在国家的卫生体系中占据重要地位。非洲传统医学包括一整套医疗保健，分为三个等级，占卜、精神治疗和草药治疗。诊疗方法偏重从精神层面进行诊断，认为精神和心灵方面在治疗中占据重要地位。非洲传统的治疗方法主要包括禁食、节食、草药疗法、沐浴、按摩以及手术治疗。60%—80%的非洲人依赖传统医疗方法来治疗疾病，在撒哈拉以南非洲地区这一比例是85%。同时，非洲现在有大量的传统医生，在南部非洲平均每200人就拥有1名传统医生，这一比例是相当高的，传统医生在非洲的初级卫生体系中占据重要地位，如果没有他们，许多人将得不到最基本的治疗。在社区中，由掌握传统医术的医生开设诊所，人们到诊所就诊，只需支付非常廉价的挂号费，甚至可以免费获得治疗。所以，这些诊所的医生获得了民众的尊敬与爱戴。人们纷纷将农产品作为

① 郭佳：《后埃博拉时期中非卫生合作的趋向、挑战与建议》，《国际展望》2017年第2期。

礼物赠送给他们。非洲的传统保健医生是非常巨大和宝贵的卫生人力资源，例如在乌干达平均每 2 万人口只有 1 名西医师为之服务，而平均每 200 人就能拥有 1 名传统保健医生。此外，非洲大陆的植物资源非常丰富，有超过四千种植物能够药用，可以用来治疗多种疾病。所以，加强非洲地区传统医学的发展对于提高非洲人民的卫生健康水平具有重大的意义。

总之，非洲国家传染病防治体系，基本是在本国的经济社会发展客观条件上建立的，基本满足本国低水平要求，同时比较注重国际间的协调与合作；此外，初步建成疾病监测体系，并组成区域内的合作、分析与监控。但是其总体医疗卫生条件普遍较为落后，对传染病防控手段措施较为单一、不成系统，在药品研发、疫苗供给方面缺乏自主性，疾病监测体系仍比较薄弱，对国际援助依赖程度较高。

（三）非洲传染病防治的现存问题

总体上讲，非洲国家传染病防控体系的建立立足于自身发展现状，用较低成本满足本国低水平需要，在防治工作上较多依赖国际援助，尤其是充分利用国际组织提供的援助资源防治传染病，并就上述传染病积累了一定防治经验。但是目前非洲国家传染病防治体系依然存在着以下突出问题：第一，从经济上讲，政府对卫生领域财政资金投入不足，医疗保险发挥作用不足；第二，从人力和物资上讲，非洲国家卫生机构普遍缺医少药，严重缺乏医疗设备和防护清洁物资，医疗人才匮乏；第三，医学水平落后，传染病死亡率较高；第四，卫生信息系统和监测系统不发达，对一些传染病的监测水平较低；第五，过于依赖国际援助，缺乏自主能力，一旦丧失国际援助，传染病防控体系普遍趋于瘫痪。接下来将详细分析非洲国家传染病防治体系中现存的上述五个问题。

1. **财政资金投入普遍不足，医疗保险作用发挥不够**

目前非洲各国家经济发展水平低下，财政资金普遍投入不足，导致医疗服务质量和数量不能满足需求。全球约75%的艾滋病病例、90%的疟疾死亡病例和绝大部分肺结核病例在非洲。然而非洲基本药品的可及性在公立机构不到40%，私营部门不到60%。每万人仅拥有9所医院，是世界平均水平的1/3；每百万人拥有放射仪器0.1台，是世界平均水平的1/18；目前，整个非洲约1/3的儿童得不到免疫疫苗注射。埃及在非洲国家中属于经济发展程度较高的，但即便如此，其公共卫生系统长期资金不足，该国的卫生总支出仅占GDP的4.75%，因此无法提供所有公共部门的医疗服务，服务质量低。塞内加尔的卫生预算占国家预算的8%，仍低于15%的目标；地方当局在筹集卫生资金方面的贡献很低，仅占卫生预算的1%。埃塞俄比亚的医疗服务的质量和公平性仍然面临重大挑战，人均医疗保健支出仍然很低，仅为28.65美元。而在西非人口大国尼日利亚，其卫生系统资源不足在各级政府都是常态，甚至州政府不断地欠工作人员几个月的薪水，导致长达几个月的罢工和卫生系统的关闭，这在尼日利亚成了一个越发频繁的现象。与此同时，财政投入不足也使非洲的私立医院较多，成为医疗服务的重要供应方。但是传染病防治属于公共卫生问题，私营机构由于更注重营利性，对于防控传染病，尤其是较大规模暴发的传染病具有天然的劣势。由于私营服务仅适用于负担得起的人，这加剧了非洲国家医疗机会的不平等。

医疗保险，尤其是公共医疗保险，对于病患群体有极大的兜底保障作用。而非洲国家的医疗保险在各国发展程度不同，在埃及和塞内加尔等国家，医疗保险可以覆盖到一半以上的人口，故其国民在就诊中能节省一大笔开支。但在大部分非洲国家，受其财政收入影响，国民覆盖率低且自付费用比重高，导致其发挥的作用微乎其微，很难让大部分民众受益。世界卫生组织建议，当患者直接支付费用降低到卫生总费用的15%—20%，经济困难和贫困发生的机会才能降低；① 到2012年，22个非洲国家的个人现金卫生支出费用比重超过40%②，其中塞拉利昂（76%）、几内亚（67%）、尼日利亚（66%）、喀麦隆（63%）属于个人现金支付比重最高的几个国家。医疗保险不足容易让民众产生因病致贫现象，为节省开支，轻症拖成重病、久病不治的现象在非洲国家农村地区颇为常见。

2. 医疗物资不足、人才短缺

非洲国家卫生系统普遍缺乏重症监护病床、呼吸机、用于控制传染的防护消毒物资甚至清洁物资。例如非洲大陆平均每10万人口不足一台ICU病床和一台呼吸机，非洲的三个人口大国尼日利亚、埃塞俄比亚和埃及加起来超过4亿人，却只有1920张ICU病床。乍得只有10张ICU病床，岛国毛里求斯有121张，且ICU病床的很大一部分日常被其他非传染病占用，众多病例要排队等待一个床位。呼吸机存在很大缺口，几内亚比绍完全没有呼吸机，毛里塔尼亚仅有1台，利比里亚自称有6台，索马里有19台，中非共和国的卫生部部长甚至不知道国家是否有呼吸机。南非有3300台呼吸机，但约2/3都在私立医院，普通民众使用不起。③

传染病防控体系和医疗保健事业需要大量的医生、护士及医

---

① 世界卫生组织：《世界卫生报告》（2010），https：//www. who. int/whr/2010/whr10_ ch. pdf。

② WHO，“State of Health Financing in the African Region”，Jan. 2013，https：//www. afro. who. int/sites/default/files/2017 – 06/state – of – health – financing – afro. pdf.

③ Katharine Houreld et al.，“Virus exposes gaping holes in Africa's health systems”，2020 – 05，https：//graphics. reuters. com/HEALTH – CORONAVIRUS/AFRICA/yzdpxoqbdvx/.

务人员。一方面，限于非洲国家自身教育及科研水平，自身培养的优秀医务工作人员有限；另一方面，由于众多非洲国家医院特别是公立医院的待遇水平较低，其医疗人才流失现象非常严重，优秀医生流向私人诊所和私人医院现象非常普遍，公立医院尤其是基层医院中，普遍缺乏技术过硬、经验丰富的医生。重症监护护士、麻醉师和维护设备的生物技术人员供不应求。以埃及为例，在2011年之前，埃及每10000人有6.53名医生和13.75名护士；世界卫生组织2015年的数据显示，在利比里亚和塞拉利昂，医生占总人口比例更低：利比里亚450万人口中仅有51名医生（相当于每千人中有0.01名医生），塞拉利昂600万人口中仅有136名医生（每千人中有0.02名医生），埃塞俄比亚每千人中有0.2名医生，乌干达每千人中有0.12名医生。① 至2017年，刚果民主共和国每10000名居民也仅平均有0.9名医生，每5000居民有4.7名护士。其中特别是麻醉师非常稀缺，具有麻醉师资质的医生很少，严重影响了相关医疗活动的开展。

此外，非洲国家城乡和地区之间也存在医疗资源不平等的现象。埃及南部农村地区20%的医院没有医生，其中政府医院和诊所仅能提供必要药品的40%。② 因收入原因，许多医疗服务人员不愿在埃及的农村地区工作；在埃塞俄比亚，基本卫生服务的覆盖面很低，城乡人口之间、社会经济群体之间也存在巨大差异；在塞内加尔，卫生人员的分布在达喀尔和该国西部集中度更高。其中卫生基础设施的空间分配也不均衡，凯杜古、卡夫林和塞迪乌区域没有区域医院，导致在获得优质服务方面缺乏公平性；尼日利亚的大多数医疗卫生设施仅限于主要城市，

① Kingsley Ighobor：《为非洲医生流失把脉》，2016年12月—2017年3月，https：//www. un. org/africarenewal/zh/magazine。

② Christian A. Gericke et al.，“Health System in Egypt”，in Ewout van Ginneken Reinhard Busse ed.，*Health Care Systems and Policies*，New York：Springer，2018，p. 16.

居住在城市地区的人们获得的医疗服务量是农村地区的 4 倍。可能是由于政治原因，许多卫生机构和资源聚集在某些地方，而在其他地区甚至是空白。①

3. **医学水平落后，传染病感染率与死亡率较高**

虽然非洲国家在传染病防治上得到了大量的国际医疗援助，参与了众多防治计划和行动，但是由于其国家本身医疗卫生设施落后，医疗物资不足，医疗人才短缺，传染病的医治水平较差，且缺乏完善的转诊系统，故传染病的感染率和死亡率较高。

以疟疾为例，非洲大陆的恶性疟原虫患病率长期呈下降趋势，从 1900—1929 年的 40% 下降到 2010—2015 年的 24% 。② 但是，覆盖西部和中部非洲大部分地区的高传播带几乎没有变化。2011 年，全球共报告霍乱死亡 7816 例，其中非洲 23 个国家共报告 4183 例，占据全球的 53. 5% 。③ 截至 2019 年，全球艾滋病感染和携带者总数为 3800 万人，其中非洲地区的感染与携带人数为 2570 万，占世界的 67. 6% ，2019 年非洲地区因艾滋病死亡的人数为 44 万。④ 根据世界卫生组织 2020 年发布的《世

① Audrey Jackson et al. , "Tackling infectious diseases in Nigeria, turning the tide on TB and accelerating toward Malaria Elimination", a report of the CSIS Global Health Policy Center, 2017 - 03.

② Snow, R. W. , Sartorius, B. , Kyalo, D. , et al. , "The prevalence of Plasmodium falciparum in sub - Saharan Africa since 1900", *Nature*, 2017, Vol. 550, No. 7677, p. 515.

③ World Health Organization, "Weekly Epidemiological Record", 2012 - 08 - 03, Vol. 87, p. 289, https://www.who.int/wer/2012/wer8731_ 32. pdf? ua =1.

④ World Health Organization, "Latest HIV Estimates and Updates on HIV Policies Uptake", 2020 - 11, https://www.who.int/docs/default - source/hiv - hq/latest - hiv - estimates - and - updates - on - hiv - policies - uptake - november2020. pdf? sfvrsn = 10a0043d_ 12.

界疟疾报告》，2019 年，全球疟疾感染人数为 2150 万，死亡人数为 38.4 万，其中非洲的感染人数和死亡人数占 94%。① 2019 年，非洲地区结核病患者占到全球结核病患者的 25%，② 绝大多数肺结核死亡病例在非洲。此外，像伤寒、热沙拉、基孔肯雅热等传染病，目前几乎仅在非洲国家流行，这也体现出非洲国家在遏制和治疗传染病时的乏力。

4. 卫生信息监测系统不健全，数据缺乏完整性

非洲卫生系统的信息化水平和监测能力普遍不足，影响传染病病例的追踪、统计和上报。众多非洲国家在卫生信息系统上没有一个统一的机构来集中收集、处理和传播健康信息；收集的卫生信息数据缺乏完整性、及时性，质量低下，高质量的信息传播不力。对于国家各地卫生机构中易发流行疾病的指数病例，临床医生没有报告或报告较晚，缺乏对应通报疾病监测网络的认识，包括形成对报告的要求，哪些疾病应报告，以及何时以何种方式向何人报告。

虽然非洲卫生信息监测系统总体能力不足，但个别国家在这方面的情况相对较好，如埃及和津巴布韦。2000 年，埃及卫生部建立了流行病学和疾病监测部门，以评估卫生人员并监测健康状况、危险因素和疾病；还有一个对 26 种传染病和地方流行病进行监测的国家体系。津巴布韦国家卫生信息和监测系统（NHIS）的结构良好，准确性高，反应较为迅速。但这两个国家卫生信息监测系统依然存在问题，主要是当前的追踪系统尚不健全，数据上报不全。总体上讲，同亚欧其他国家相比，非

① World Health Organization, "World Malaria Report 2020", 2020 - 11, p. 22, https://news.un.org/zh/tags/nue - ji.

② World Health Organization, "Global Tuberculosis Report 2020", 2020 - 10, p. xiv, https://apps.who.int/iris/bitstream/handle/10665/336069/9789240013131 - eng.pdf.

洲卫生系统的信息化水平和监测能力普遍不足，影响传染病病例的追踪、上报和快速反应；众多非洲国家在面对跨区域疾病传播时仍然反应不足，缺乏协同能力，只有分区域的联盟，没有一个整体的监控、协作和分析中心。此外，即便疾病监测到了，病原学诊断与分析能力的不足也是目前非洲各国卫生信息监测系统的一大短板，不利于掌握传染病的流行、传播与变异变迁规律。

5. 过于依赖国际援助，缺乏自主能力

由于本土卫生设施落后、医疗物资不足以及医疗人才短缺，非洲国家的卫生体系主要依托于外援进行传染病防治，即国际组织针对非洲国家专项传染病提供资金、设施、药品及技术人员，非洲国家卫生机构依托于此展开专项防治。这也凸显出非洲国家在传染病防治领域过于依赖国际发展援助，严重缺乏自主能力。当遭遇一些高死亡率传染病如埃博拉疫情时，只能求助于国际社会援助。

在发达国家对非重点卫生援助对象国选择上，不同非洲国家情况各不相同。法国更多地关注它的前殖民地，即法语非洲国家，特别是西非和中非的法语非洲国家；英国为其前殖民地，即英语非洲国家贡献的卫生援助更多；而巴西由于是葡语世界的纽带，对安哥拉和几内亚比绍等国保持着多种形式的援助。

在医药生产领域亦是如此，非洲国家的医疗产品产能低、无核心技术，没有能力生产大量所需药品。目前非洲国家中有30个国家拥有医药生产实体，生产企业不足1000家，本土企业大约只占10%，且本土企业多为小型私人企业，仅有南非能生产有限的原料药。故大部分非洲国家仍然是医疗设备和处方药的净进口国，本国医疗设备的生产仅限于次要物品，例如病床和轮床；当地的制药公司只能生产非处方药，以及一些低端处方药，私立的药店仍然是消费者健康产品（包括药品）分销的主要渠道。此外，还经常出现非法销售假冒伪劣药品的现象。

例如，埃及虽能生产大多数所需药品，但许多药品还没有完全达到世界标准。此外，由于财政资金有限，药品的采购能力存在很大缺口，政府医院和诊所仅能提供必要药品的40%。① 刚果民主共和国拥有20多个制药实验室，但本地生产仅满足该国需求的10%。批发和分销由约150家授权机构进行，但全国各地的非法销售都在快速发展，这加剧了假冒伪劣药品导致的问题。优质药品的可获得性不足，劣质药物的流通持续存在。该国2014年进行的一项调查显示，40%用于控制疟疾的药品是劣质的，这个问题主要与国家监管机构薄弱、药品检查不到位及监管机构与边境管制部门之间的合作不足有关。各级机构进行干预的行动能力很低。药品的持续供应对塞内加尔一直是一项挑战。存在的问题包括本地生产不足，只能满足很少的药品需求，供应经常中断，非法药品市场发展。由于卫生站的订单中未充分考虑卫生小屋的需求，社区级别经常出现药品断货情况。此外，血液的持续供应、系统管理能力、产品的质量保证和分配也存在不足。

在药品管理领域，津巴布韦实行集中的卫生商品管理系统，该系统由津巴布韦国家制药公司领导，旨在实现自给自足。但目前，津巴布韦的经济形势不足以使津巴布韦国家制药系统满足津巴布韦的所有医药需求。这导致基本药物、疫苗和医疗用品缺货，所以津巴布韦依赖捐助者支持的各种卫生保健商品，特别是疟疾以及艾滋病治疗和预防药品。尼日利亚仍然是医疗器械和处方药的净进口国，本国医疗设备的生产仅限于医疗辅助物品。当地的制药公司只能生产非处方药，主要是用于治疗

---

① Christian A. Gericke et al., "Health System in Egypt", in Ewout van Ginneken Reinhard Busse ed., *Health Care Systems and Policies*, New York: Springer, 2018, p. 16.

普通感冒、疟疾和头痛的药品，以及一些低端处方药。

在传统医药领域，虽然不少非洲国家通过立法和出台政策法规的方式来促进传统医学的发展，但是非洲的传统医学并没有形成完整的体系，缺少相关的文献记载以及现代科学的验证，一定程度上降低了非洲国家在医药领域的自主性。非洲的中草药没有经过科学系统的研究和文献记载，大多采取师傅带徒弟、口口相传的形式延续，因此其并未被记录下来。此外，非洲传统医疗方法缺少科学方法测试以及相关临床试验的规程，导致其有效性和可靠程度受到质疑。同时，市场上完全没有对于非洲传统医药的任何监管，没有一个成熟的质量保证体系，由此进一步削弱了传统医药的信誉，损害了数据搜集工作。在当前非洲卫生健康领域，西方的现代医学医药仍处于主流地位。

二　非洲的主要传染病及其防治措施

在影响非洲国家的传染病中，有较为流行的疟疾、艾滋病、黄热病、伤寒、霍乱、脑膜炎球菌性脑膜炎、脊髓灰质炎，也有在小部分非洲国家流行的埃博拉、非洲锥虫病、登革热、沙拉热、裂谷热、马尔堡出血热、克里米亚-刚果出血热、盘尾丝虫病、利什曼病、鼠疫、猴痘、沙眼、基孔肯雅热、麻疹、戊型肝炎和人类禽流感。本章介绍其中对非洲影响较大的疟疾、埃博拉、艾滋病、黄热病、霍乱、脑膜炎球菌性脑膜炎、脊髓灰质炎、伤寒、肝炎等传染病，主要包括上述传染病的起源时间、在非洲的区域分布、感染率和致死率、流行程度等，并梳理了上述传染病的预防措施与经验。

（一）非洲主要传染病类型

1. 疟疾

疟疾是一种由寄生虫引起的疾病，主要由受感染的雌蚊叮咬传至人类。对疟疾寄生虫的研究始于1880年，阿尔方斯·拉韦兰（Alphonse Laveran）在疟疾患者的血液中发现了这种寄生虫。①

---

① Francis E. G. Cox, "History of the discovery of the malaria parasites and their vectors", *Parasites Vectors*, Vol. 3, No. 5, 2010, p. 1.

非洲大陆的恶性疟原虫患病率长期下降，从1900—1929年的40%下降到2010—2015年的24%，但是，覆盖西部和中部非洲大部分地区的高传播带几乎没有变化。① 世界卫生组织每年都会发布世界疟疾报告，对前一年世界范围内疟疾的情况进行总结。从近几年的世界疟疾报告来看，全球绝大多数疟疾病例及死亡病例发生在非洲地区，感染总数和病例死亡总数几乎占了全球的90%。其中尼日利亚、刚果民主共和国、莫桑比克、乌干达、坦桑尼亚以及尼日尔等国受疟疾影响最为严重，其感染总数几乎占据了全球的一半。例如，根据世界卫生组织2017年的报告，2016年，在全球91个国家发生2.16亿个疟疾病例，全球疟疾死亡总数达44.5万人，非洲区域约占全世界疟疾病例和死亡总数的90%。② 2017年，非洲地区约2亿人感染疟疾，占全球感染率的92%；从区域范围来看，世界上五个国家的感染总数约占全球的一半，其中四个国家在非洲，分别是尼日利亚（25%）、刚果民主共和国（11%）、莫桑比克（5%）、乌干达（4%）。③ 2018年，尼日利亚（23%）、刚果民主共和国（11%）、坦桑尼亚（5%）、布基纳法索（4%）以及尼日尔（4%）的感染总数占全球感染总数的47%。④ 此外，非洲地区不仅疟疾感染率高，而且呈现增长趋势。《世界疟疾报告（2018）》相关数据显示，2017年非洲有10个国家的疟疾病例增长率超过了20%，分

---

① Bob Snow，“115 Years of Malaria in Africa：A Brief History and Future Outlook”，2019-06-17，https：//www.isglobal.org/-/115-years-of-malaria-in-africa-a-brief-history-and-future-outlook.

② 世界卫生组织：《2017年世界疟疾报告：主要信息》，https：//www.who.int/malaria/media/world-malaria-report-2017/zh/。

③ 世界卫生组织数据，https：//www.afro.who.int/sites/default/files/halth_ topics_ infographics/WHO_ infographics_ malaria.pdf。

④ WHO，“World Malaria Report 2019”，https：//www.who.int/publications/i/item/9789241565721.

别是博茨瓦纳、佛得角、科摩罗、厄立特里亚、斯威士兰、马达加斯加、纳米比亚、塞内加尔、南非以及津巴布韦；2017 年尼日利亚、刚果民主共和国以及马达加斯加的疟疾病例增长人数超出了 100 万。①

2. 埃博拉

埃博拉病毒是在 1976 年暴发的两起疫情中发现的，一起发生在南苏丹的恩扎拉，另一起在刚果民主共和国的扬布库。后者发生在位于埃博拉河附近的一处村庄，该病也由此得名。1979—1994 年，没有发现任何埃博拉病例或疫情，但是自此之后，疫情的发生频率越来越高。2014—2016 年西非出现的疫情是 1976 年首次发现埃博拉病毒以来发生的规模最大且最复杂的埃博拉疫情。疫情最先在几内亚发生，随后通过陆路边界传到塞拉利昂和利比里亚。2018—2019 年发生在刚果民主共和国东部的疫情十分复杂，加之地区局势的不稳定，对公共卫生防疫工作带来了不利影响。主要影响几内亚、利比里亚和塞拉利昂等国，感染人数超过 2.6 万人，死亡人数约为 1.1 万人。2018 年 8 月以来，刚果民主共和国一直存在埃博拉疫情，直至 2021 年 5 月才结束。这是埃博拉疫情有史以来的第二次大暴发，也是该地区第十次埃博拉疫情暴发。

3. 艾滋病

非洲艾滋病出现的历史可追溯到 20 世纪 20 年代。在 20 世纪 80 年代之前，非洲出现了零星的艾滋病病例。非洲人中有记录的最早的临床病例是在 80 年代。对比利时的非洲

① WHO,“World Malaria Report 2018”, http://apps.who.int/iris/bitstream/handle/10665/275867/9789241565653-eng.pdf.

移民进行的艾滋病毒检测表明，到1983年，当时的非洲本地人中已存在艾滋病毒。① 到目前，全球2/3以上的艾滋病毒感染者（2570万人）生活在非洲地区，2018年就有110万非洲新增感染人数，2018年有47万非洲人死于艾滋病相关疾病。②

东部和南部非洲是世界上受艾滋病毒影响最严重的地区，也是艾滋病毒感染者人数最多的地区。东部和南部非洲的人口约占世界人口的6.2%，但占世界艾滋病毒总感染人数（2060万人）的一半以上（54%）。仅2018年，该区域新增80万感染艾滋病病人。南非在2018年新增感染病例，占该地区新增感染人数的四分之一以上（24万人），以下7个国家占新增感染总数的50%以上，分别是：莫桑比克（15万人），坦桑尼亚（7.2万人），乌干达（5.3万人），赞比亚（4.8万人），肯尼亚（4.6万人），马拉维（3.8万人）和津巴布韦（3.8万人）（Avert，2019）。撒哈拉以南非洲地区包括博茨瓦纳、莱索托、莫桑比克、纳米比亚、南非、斯威士兰、赞比亚和津巴布韦在内，2017年的艾滋病毒流行率超过10%，最高患病率在斯威士兰，为27.2%。非洲大陆其他地区的患病率则低得多，但是相比于其他大洲国家仍然很高，如肯尼亚、马拉维、乌干达和坦桑尼亚等国，估计2017年的艾滋病毒感染率超过10%③。受艾滋病影响较小的非洲国家分别是：阿尔及利亚（0.1%）、科摩罗（0.1%）、马达加斯加（0.3%）、尼日尔（0.3%）、毛里塔利亚（0.3%）、塞内加尔（0.4%）、佛得角（0.6%）、厄立特里

① Kagaayi, J., Serwadda, D., "The History of the HIV/AIDS Epidemic in Africa", *Current HIV/AIDS Reports*, 2016-08, Vol. 13, No. 4, pp. 187-93.

② 世界卫生组织：《艾滋病毒/艾滋病》，https://www.who.int/zh/news-room/fact-sheets/detail/hiv-aids.

③ Dwyer-Lindgren et al., "Mapping HIV prevalence in sub-Saharan Africa between 2000 and 2017", May. 2019, *Nature*, Vol. 570, pp. 189-193.

亚（0.6%）、刚果共和国（0.7%）和布基纳法索（0.8%）。①

4. **黄热病**

黄热病是一种病毒性疾病，常见于非洲和美洲的热带地区，主要通过伊蚊叮咬传播，在47个（包括非洲34个以及中美洲和南美洲13个）国家流行。黄热病起源于非洲，在15—16世纪的奴隶贸易开始时引入美洲地区。2010年后，黄热病在非洲大陆自西向东蔓延，先后在苏丹（2012—2013年）、刚果共和国（2012年）、刚果民主共和国（2013—2014年、2016年）、埃塞俄比亚（2013年）、安哥拉（2016年）等国暴发疫情并流行。② 世界卫生组织根据非洲相关数据进行的一项模拟研究估计，2013年黄热病引起了8.4万—17万起严重病例和2.9万—6万例死亡病例。③

5. **霍乱**

霍乱是一种急性腹泻病，也是在非洲频发的传染病，流行于西非、中非和东非。霍乱在世界各地的蔓延源自19世纪，最早出现在印度恒河三角洲地区，历史上的六次大流行夺去了各大洲数百万人的生命。

第七次大流行于1961年始于南亚，1971年波及非洲。在此次大流行中，非洲因其落后的医疗卫生条件首当其冲。霍乱自1970年在非洲大流行以来已经有50多年的历史，几乎整个撒哈拉以南

---

① 李平、徐海栋、汪茂荣：《非洲地区常见传染病流行现状》，《东南国防医药》2020年第4期。

② Tini, G., Maria, D. V. K, Sergio, Y., et al., "Yellow fever in Africa: Es - timating the burden of disease and impact of mass vaccination from outbreak and serological data", *PLoS Med*, 2014, Vol. 11, No. 5.

③ 世界卫生组织：《黄热病》，https://www.who.int/zh/news-room/fact-sheets/detail/yellow-fever。

非洲地区都出现过霍乱疫情。近些年来，霍乱仍在众多非洲国家呈现流行趋势。主要特征是暴发频繁，持续时间长，病死率高，特别是在非洲中部的大湖地区，全年出现霍乱病例，且一到雨季发病率就持续上升。在撒哈拉以南非洲地区的其他国家，霍乱暴发的规模不同，但有广泛流行的趋势。在1970—2011年，非洲国家向世界卫生组织报告了3221050例霍乱疑似病例，占全球报告病例总数的46%；2011年，撒哈拉以南非洲国家死亡病例占报告死亡病例的86%和99%。① 由于国家间霍乱相关数据的统计方式、完整性和病例定义的差异，霍乱病例的实际存在数量可能比向世界卫生组织报告的要高得多。在非洲国家中，1970—2011年有一半病例出现在7个国家：安哥拉、刚果民主共和国、莫桑比克、尼日利亚、索马里、坦桑尼亚、南非。与全球病死率下降的趋势相反，非洲的病死率常年保持在约2%。② 近几年来霍乱疫情在非洲大陆频发，2016年非洲大陆有17个国家共报告了71058例霍乱，其中1762例死亡；③ 2017年，刚果民主共和国、埃塞俄比亚、尼日利亚、索马里、南苏丹、苏丹和赞比亚等14个国家再次暴发霍乱疫情，当年报告霍乱病例和死亡总人数分别为179835人和3220人。④

6. 脊髓灰质炎

脊髓灰质炎（以下简称脊灰）是一种病毒引起的传播性较强

① G. Balakrish Nair, Yoshifumi Takeda eds., *Cholera Outbreaks*, Berlin: Springer, 2014, p. 119.

② G. Balakrish Nair, Yoshifumi Takeda eds., *Cholera Outbreaks*, Berlin: Springer, 2014, p. 120.

③ World Health Organization, "Weekly Epidemiological Record", 2017-09-08, Vol. 92, p. 521, https://www.who.int/wer/2017/wer9236/en/.

④ World Health Organization, "Weekly Epidemiological Record", 2018-09-21, Vol. 93, p. 493, https://www.who.int/wer/2018/wer9338/en/.

的传染病。它主要侵袭人体的神经系统，可在数小时内造成全面性瘫痪，主要影响5岁及以下儿童。虽然现在世界上约有80%的人口生活在无脊灰地区，但脊灰病毒在非洲很多国家仍较为常见。自2005年以来，安哥拉、埃塞俄比亚、索马里、纳米比亚、乍得、刚果民主共和国、尼日利亚、苏丹、刚果共和国、科特迪瓦、埃及、尼日尔、喀麦隆、中非共和国、赤道几内亚、南苏丹、马达加斯加、多哥、赞比亚等都发生过一次或多次脊髓灰质炎疫情。

1988年以来，野生脊灰病毒引起的病例数减少了99%以上，从当时逾125个流行国家中估计的35万例病例，下降至2018年的仅33例。①

7. **脑膜炎球菌性脑膜炎**

脑膜炎球菌性脑膜炎在非洲第一次暴发是在1840年。1905—1908年，在尼日利亚和加纳第一次大规模暴发。此外，1996年1—6月，尼日利亚发生了极为严重的脑膜炎球菌性脑膜炎疫情，感染了109580例，其中有11717例死亡，总体病死率为10.7%，这也是尼日利亚及非洲有史以来最严重的脑脊髓膜炎疫情。

脑膜炎球菌性脑膜炎是一种细菌感染的脑膜炎，由于发生了对脑膜带来影响的严重脑膜感染而造成。该病可对大脑带来严重损伤，若不加治疗，50%的病人将失去生命。脑膜炎球菌性脑膜炎在全球均有发生，但最高发区域是在撒哈拉以南非洲区域形成的“脑膜炎地带”，该地带西起塞内加尔，东至埃塞俄比亚，每年报告约有3万病例，其大规模流行主要是在旱季。主要包括26个国家：贝宁、布基纳法索、布隆迪、喀麦隆、中非共和国、乍得、科特迪瓦、刚果民主共和国、厄立特里亚、

① 世界卫生组织：《脊髓灰质炎》，https：//www. who. int/zh/news - room/fact - sheets/detail/poliomyelitis。

埃塞俄比亚、冈比亚、加纳、几内亚、几内亚比绍、肯尼亚、马里、毛里塔尼亚、尼日尔、尼日利亚、卢旺达、塞内加尔、南苏丹、苏丹、坦桑尼亚、多哥和乌干达。

世界卫生组织驻瓦加杜古（布基纳法索的首都城市）多种疾病监测中心负责非洲脑膜炎带地区流行情况的监测，特别是在以下 13 个国家强化监测：贝宁、布基纳法索、喀麦隆、中非共和国、乍得、科特迪瓦、刚果民主共和国、埃塞俄比亚、加纳、马里、尼日尔、尼日利亚和多哥。在 2014 年脑膜炎球菌性脑膜炎流行季节中，实施强化监测的 19 个非洲国家报告了 11908 例疑似病例，其中包括 1146 例死亡病例。

8. **伤寒**

自 1950 年以来，有 15 个非洲国家报告了伤寒疫情（自 1900 年以来有 17 个国家），大部分发生在非洲大陆的东南部地区。有报道称，伤寒疫情暴发的频率和受影响的人数似乎在不断提升和增加。最早的报道是 1899—1902 年在南非的盎格鲁 - 布尔战争期间暴发的疫情，而最近的疫情记录是在 2018 年 1 月，在津巴布韦的哈拉雷出现伤寒病例。最大的疫情暴发发生在 2015 年 2 月—6 月的乌干达坎帕拉，共有 10230 例疑似病例。最近几年的暴发伤寒疫情主要在东非：肯尼亚的莫亚莱（Moyale）（2014 年 12 月—2015 年 1 月）；乌干达的坎帕拉（Kampala）（2015 年 2—6 月）；坦桑尼亚的基哥玛（Kigoma）（2015 年 5 月）；卢旺达基雷赫（Kirehe）（2015 年 10 月—2016 年 1 月）。①

伤寒病例报告的数量随年份和国家/地区的不同呈差异化分布。直到 2010 年，安哥拉、几内亚、几内亚比绍和莫桑比克等

① Kim, Jong-Hoon et al., "A Systematic Review of Typhoid Fever Occurrence in Africa", *Clinical Infectious Diseases*, Kim, 2019, Vol. 69 (supplement 6), p. S494.

国才报道出现伤寒病例，而在埃及，伤寒首次发生在1901年。1980年以来，尼日利亚大部分年份都报告了伤寒病例；1990年之前在布隆迪、乍得、吉布提、利比里亚和毛里塔尼亚发生过伤寒。但是之后尚未发现关于伤寒的其他报道。就非洲次区域而言，2000年及之后，伤寒疫情绝大部分发生在西非，其次是在东非国家。①

9. 肝炎

与艾滋病毒、霍乱等疾病相比，肝炎在非洲的传播时间更长。肝炎的死亡率与艾滋病毒与疟疾不相上下，但由于肝炎具有症状不明显、持续时间长的特点，在慢性感染期间没有明显的症状，导致人们并不重视这一疾病，其传染性也不为人们所熟知。肝炎的病因往往被归咎于神秘的实体、巫术和厄运。② 所有这些因素使得肝炎在非洲持续存在并造成严重破坏，同时难以控制。

世卫组织的最新数据显示，在非洲，超过9100万人患有乙型或丙型肝炎，这两种病毒是最致命的病毒株。《2021年病毒性肝炎统计数据》③（Viral Hepatitis Scorecard 2021）发现，在19个国家中，超过8%的人口感染了乙型肝炎，而在18个国家中，超过1%的人口感染了丙型肝炎。根据世卫组织的数据，到2020年，非洲地区的乙型肝炎和丙型肝炎患者人数将占全球总

---

① Kim, Jong - Hoon et al. , "A Systematic Review of Typhoid Fever Occurrence in Africa", *Clinical Infectious Diseases*, Kim, 2019, Vol. 69 (supplement 6), p. S494.

② Cyril Feray,《L'hépatite B en Afrique: une épidémie oubliée》, Revue humanitaires: https://journals.openedition.org/humanitaire/index.html.

③ World Health Organization African Region, "Viral Hepatitis Scorecard 2021: African Region," https://www.afro.who.int/publications/viral-hepatitis-scorecard-2021-african-region.

人数的26%，相关死亡人数将达到125000人。具体而言，根据世卫组织的数据，全球约70%的乙型肝炎感染发生在非洲。世卫组织指出，尤其令人担忧的是，在全球5岁以下儿童中发现的乙型肝炎病例中，非洲大陆占70%，有450万非洲儿童受到感染。目前，33个国家5岁以下儿童的乙型肝炎感染率超过1%。①

（二）非洲主要传染病的防治措施

针对上述非洲常见传染病，本节梳理了非洲国家具体的防治措施、经验以及非洲和国际社会的各种行为体（国家、国际组织、非政府组织、专业性的机构等）所展开的行动与援助等。

1. 疟疾的防治

疟疾的预防。控制病媒是预防或减少疟疾传播的主要途径。世界卫生组织建议两种行之有效的控制病媒措施，即药浸蚊帐和室内滞留喷洒杀虫剂。还可以使用抗疟药预防疟疾，旅行者可以采取药物预防措施。世界卫生组织建议对疟疾流行地区的孕妇、婴儿和所有5岁及以下儿童采用药物进行预防。

疟疾的治疗。特别是对于恶性疟疾而言，现有最有效的治疗方法是以青蒿素为基础的联合疗法。RTS，S/AS01（RTS，S）是迄今为止唯一一种对幼儿带来部分保护的疟疾疫苗。世界卫生组织与疟疾和免疫接种有关的咨询机构联合建议在撒哈拉以南非洲的部分地区分阶段引入疫苗。这项由世界卫生组织负责

① World Health Organization African Region, "91 million Africans infected with Hepatitis B or C," July 27, 2022, https://www.afro.who.int/news/91-million-africans-infected-hepatitis-b-or-c

协调的规划是与加纳、肯尼亚和马拉维等国卫生部以及一系列国内外合作伙伴共同实施的，主要包括帕斯适宜卫生科技组织和疫苗开发商葛兰素史克。

此外，应该将国内行动和国际援助相结合。2015 年 5 月世界卫生大会通过的世界卫生组织“2016—2030 年全球疟疾技术战略”为所有疟疾流行国提供了一个技术框架。该框架用于指导和支持区域和国家规划，以控制和消除疟疾。

2018 年 11 月，莫桑比克启动了一项全新的、由国家主导的应对行动——“从高负担到高影响”。该行动将得到 11 个疟疾负担最重的国家（布基纳法索、喀麦隆、刚果民主共和国、加纳、印度、马里、莫桑比克、尼日尔、尼日利亚、乌干达和坦桑尼亚联合共和国）支持。主要内容包括改进相应的指导政策和战略；采取协调一致的区域疟疾应对措施；等等。刚果民主共和国制订了详细的一揽子计划，以确保更好地控制疟疾：国家卫生发展计划（PNDS）和国家抗击疟疾、艾滋病毒和结核病战略计划。这些计划有助于从技术和财政角度筹集资源。在世界卫生组织的支持下，刚果民主共和国制订了针对这些疾病的《2016—2017 年第一个行动计划》。

需特别指出的是，自 2007 年起，来自中国的医疗专家队伍便来到非洲岛国科摩罗，协助当地抗击疟疾。在商务部、国家卫生计生委、外交部、国家中医药管理局和广东省政府的支持下，由广州中医药大学与广东新南方青蒿科技公司联合组织的“青蒿素复方快速清除疟疾项目”，先后于 2007 年、2012 年和 2013 年分别在科摩罗所属的莫埃利岛（3.7 万人）、昂儒昂岛（32 万人）和大科摩罗岛（40 万人）实施，超过 220 万人次参与。2014 年，科摩罗实现疟疾零死亡，疟疾发病减少至 2142 例，比 2006 年项目实施之前下降 98%。2014 年和 2015 年，莫埃利岛和昂儒昂岛先后清除了疟疾（无本岛感染病例）。在具体策略和措施上，广州中医药大学的医疗团队利用中医的“整体观”思想创新抗疟思路，确定“首先控制传染源，再控制传播媒介”的防治策略，提出青蒿素复方快速灭源除疟的方法，即通过全民服用青蒿素复方，消灭人群体内的疟原虫，从而消灭疟疾源头的办法，结束了该地区困扰多年的疟疾流行问题，而整个项目使用的药品均为中国自主研发。此外，中国专家已为科摩罗建立起疟疾防控和监测体系，并为该国培养大批基层抗疟人才。目前，广州中医药大学团队还在非洲的圣多美和普林西比、马拉维、多哥，大洋洲的巴布亚新几内亚实施疟疾防治项目，推广科摩罗的消除疟疾的经验；而科摩罗消除疟疾项目的成功与推广，也为日后国际援助项目更多采购中国药品，以及中国医药企业更好打入非洲市场创造了条件。

2. 埃博拉的防治

埃博拉的治疗与防控。就埃博拉病毒而言，目前尚未有完全有效的治疗办法。治疗方案以对症治疗为主，包括抗病毒治理、抗菌治疗、抗休克治疗、抗多脏器功能衰竭治疗等方式。2015 年在几内亚开展的大型试验证明，一种实验性埃博拉疫苗对埃博拉病毒病具有高度保护作用。该疫苗被称为 rVSV – ZEBOV，2015 年在一项涉及 11841 人的实验中得到验证。在接种疫苗的 5837 人中，接种后 10 天以上没有出现埃博拉病毒感染记录。该疫苗也在刚果民主共和国 2018—2019 年发生埃博拉疫情期间得到了应用。疫情的有效控制取决于将一系列干预措施落实到位，包括病例管理、监测和接触者追踪、隔离、安全埋葬及社会动员。社区的广泛参与对疫情的成功控制十分重要。提高对埃博拉病毒危险性的认识，以及采取积极有效的个体保护性措施（包括接种疫苗）是减少人与人之间传播的有效方法。发现疫情时，世界卫生组织应采取如下应对措施：支持社区参与、疾病检测、接触者追踪、疫苗接种、病例管理、实验室服务、感染控制以及采取安全的埋葬方式。

非洲埃博拉病毒的防控需要世界各个地区和组织的共同合作。

在西非发生埃博拉疫情的国家中，多个研究所与高校均参与了埃博拉疫情的研究、监测和防疫等工作。塞内加尔达喀尔巴斯德研究所是该地区进行传染病监测最重要的实验室。世界卫生组织对马里、几内亚和科特迪瓦的卫生部门提供支持，召开埃博拉病跨国会议。对上述国家卫生部提供支持的组织包括：世界卫生组织、美国疾病控制和预防中心、无国界医生组织、欧洲委员会人道主义援助司（ECHO）、法国发展署（Agence Française de Développement，AFD）、日本国际协力事业团（JICA）、美国国立卫生研究院以及联合国儿童权利和紧急救济组织（UNICEF）。

为应对乌干达的埃博拉疫情，乌干达卫生部与世界卫生组织和其他机构开展了密切合作，这些机构包括：非洲实地流行病网络（AFENET）、红十字会与红新月会国际联合会（IFRC）、美国亚特兰大疾病控制和预防中心（CDC）、EMESCO基金会（一家当地非政府组织）、传染病研究所（IDI）、乌干达红十字会（URCS）、无国界医生组织（MSF）、联合国儿童基金会、世界粮食计划署、美国国际开发署等。国际技术支持与协调由全球疫情警报与反应网络（GOARN）及区域专家联合承担。经位于亚特兰大美国疾病控制与预防中心实验室的分析，证实了与该疫情有关的病例样本中存在埃博拉病毒新种类。来自美国亚特兰大疾病控制和预防中心的实验室专家为乌干达病毒研究所提供样本诊断和分析方面的支持。儿童基金会、无国界医生组织和世界卫生组织，为当地卫生部门提供后勤、药物及个人防护装备方面的物资支持。

利比里亚建立一个国家级工作组，为应对疫情发挥指导、协调作用。其联合应对疫情的合作组织包括：世界卫生组织、国际红十字会、撒玛利亚人的钱包（Samaritan's Purse Liberia，

SP Liberia）、利比里亚五旬节无限使命［Pentecostal Mission Unlimited（PMU） – Liberia，PMU – Liberia］、利比里亚水质量和安全测试培训计划（CHF – WASH Liberia）、利比里亚计划（PLAN – Liberia）、联合国人口基金和联合国儿童基金会。国际红十字会正在支持在洛法县多个区对医疗工作者开展宣传活动，并与 PMU – Liberia 和 SP Liberia 合作，向包括 37 个诊所、3 个卫生中心和柯兰路德会（Curran Lutheran）医院在内的 41 家卫生机构提供个人防护装备。SP Liberia 还在提供后勤安排，运送应对人员、医用物资和燃料。CHF – WASH Liberia、PLAN – Liberia、联合国人口基金和联合国儿童基金会则帮助开展社会动员活动，提高社区对埃博拉病毒的认识并采取应对措施。

为应对刚果民主共和国的埃博拉疫情，世界卫生组织正在与国家生物研究所、弗朗斯维尔国际医学研究中心、南非国家传染病研究所、美国亚特兰大疾病控制和预防中心以及加拿大公共卫生署温尼伯实验室一起联合开展工作，并派遣各类专家。实验室设备和应对疫情的物资由联合国刚果民主共和国特派团、无国界医生组织以空运的方式提供；巴黎国家科学研究中心和无国界医生组织（比利时）也派遣了专家奔赴疫区；此外，还有来自瑞士发展与合作署、日内瓦州立医院和世界卫生组织总部的感染控制专家在疫情期间参加抗疫活动；世界粮食规划署和美国国际开发署等也在不同程度上提供了支持。世界卫生组织全球疫情警报和反应网络的其他合作伙伴也提供各项支持。各个国际援助组织与该国卫生部联合开展工作，包括社区卫生教育、社会动员、接触者追踪、临床管理、快速实验室诊断等。

塞拉利昂在世界卫生组织支持下获得了中央应急基金、联合国人道主义事务协调厅应急基金、英国国际开发署以及非洲发展银行的资助。几内亚和利比里亚也获得了非洲发展银行的资助。

此外，世界卫生组织创立的全球疫情警报和反应网络发挥了重要作用，其中包括欧盟流动实验室联合体、红十字会与红新月会国际联合会及国家协会、达喀尔巴斯德研究所、里昂巴斯德研究所、巴黎巴斯德研究所、汉堡伯恩哈德·诺赫特研究所、无国界医生组织、加拿大公共卫生署、英格兰公共卫生局、美国疾病预防和控制中心等技术合作伙伴协同联合国各机构、英国国际开发署、欧盟、欧洲委员会人道主义援助司。他们向疫区国家卫生部门提供技术支持，尽力阻止病毒在社区的传播，为控制疫情做出了积极贡献。

非洲的埃博拉疫情得到了中国政府的大力援助。仅 2014 年，中国为支持西非疫区三国及其周边十国以及联合国、世界卫生组织、非盟等就提供了总价值约 7.5 亿元人民币的紧急援助，运送了粮食、救护车、移动实验室等重要物资。中国驻疫区三国的医疗队积极参与病例救治，此外，中国还向疫区增派了 1000 人次的防疫专家和医务人员，为相关国家战胜埃博拉疫情发挥了关键性作用。①

3. 艾滋病的防治

艾滋病的预防。人们可以通过限制对风险因素的暴露程度来降低艾滋病毒感染风险。防治措施包括使用安全套、进行艾滋病毒和性传播感染的检测和咨询。由于结核病是艾滋病毒感染者的最常见疾病和死因，应进行与结核病治疗存在联系的检测和咨询。早期发现结核病并及时与结核病治疗和抗逆转录病毒药物治疗建立联系，可以有效降低艾滋病的死亡率。自 2007 年以来，世界卫生组织建议将男性自愿医疗包皮环切术作为附加预防策略，这是在艾滋病毒流行率高且男

---

① 驻尼日利亚经商参处：《支持非洲抗击埃博拉：中国援助实实在在》，2014－11－19，https：//china. huanqiu. com/article/9CaKrnJFQTE。

性包皮环切率低的15个东部和南部非洲国家支持的一项主要预防干预措施。其他措施还包括减轻毒品的危害，包括注射设备和吸毒用具等可能带来的艾滋病毒感染，消除艾滋病毒母婴遗传，等等。

艾滋病的治疗。目前，艾滋病的治疗可以通过由三种或三种以上抗逆转录病毒药物组成的抗逆转录病毒联合疗法来抑制艾滋病毒。2016年，世界卫生组织建议向儿童、青少年和成年人以及孕妇和哺乳期妇女等所有艾滋病毒感染者群体，终生提供抗逆转录病毒药物治疗。到2019年中，已有182个国家采纳了这一建议，占全球艾滋病毒感染者总数的99%。艾滋病毒治疗指南纳入了新的替代性抗逆转录病毒药物选用方案。世界卫生组织推荐使用基于度鲁特韦（Dolutegravir）的药物或低剂量依法韦仑（Efavirenz）为一线疗法，而拉替拉韦（Raltegravir）和达芦那韦（Darunavir）/利托那韦（Ritonavir）为二线疗法。82个低收入与中等收入国家已经开始向度鲁特韦转变。扩大抗逆转录病毒药物治疗是当前的重要工作。在全球防治艾滋病战略上，第六十九届世界卫生大会通过了新的《2016—2021年全球卫生部门艾滋病毒战略》。在联合国艾滋病规划署范畴内，世界卫生组织在艾滋病毒治疗和关爱以及艾滋病毒与结核病合并感染活动方面发挥牵头作用，并与联合国儿童基金会共同联合开展消除艾滋病毒母婴传播的工作。

4. 黄热病的防治

黄热病的预防。预防黄热病首先要做到病媒控制。非洲的黄热病主要通过伊蚊叮咬传播。清除潜在的蚊子繁殖场所，开展灭蚊运动，通过减少皮肤暴露和使用驱蚊剂预防个人被伊蚊叮咬，可以降低黄热病传播风险。另外，疫苗接种是预防黄热病的最重要手段。黄热病可造成破坏性极强的疫情，通过大规模疫苗接种可对黄热病予以预防和控制。为了防止黄热病的输入，众多非洲国家在发放签证之前要求提供黄热病疫苗接种证明。

及时发现黄热病并迅速作出反应，开展紧急疫苗接种活动，是控制疫情的主要手段。世界卫生组织建议，每个存在感染风险的国家应至少建立一个可进行黄热病血液检验的国家实验室。若在未接种疫苗的人群中出现一例确诊的黄热病病例，即可认为其发生疫情，必须进行彻底的调查并进行接种计划。

黄热病的治疗。对黄热病没有特别有效的治疗方法，也没有特效药，但可以通过详细的护理措施治疗脱水、肝肾功能衰竭及发热等症状进而改善病情。对相关的细菌感染可采用抗生素进行治疗。

应对黄热病也将国内行动和国际援助相结合。为应对黄热病疫情，在世界卫生组织、联合国儿童基金会和全球疫苗免疫联盟的指导下，《消除黄热病疫情战略》为 40 个国家提供支持，涉及 50 多个合作伙伴。为确保快速有效地应对疫情，由全球疫苗免疫联盟资助的 600 万剂黄热病疫苗作为应急储备以备不时之需。该应急储备由世界卫生组织作为秘书处的疫苗供应国际协调小组管理。为了控制黄热病，世界卫生组织、红十字国际委员会、红十字会和红新月会国际联合会、无国界医生组织（法国）、美达（非政府组织，MEDAIR）① 和联合国儿童基金会与非洲各国卫生部合作开展接种疫苗运动，由社会动员、媒介控制、病例管理、监测和实验室支持一系列活动组成。根据世界卫生组织的规划，在全球疫苗和免疫联盟、联合国儿童基金会等 50 多个合作伙伴的支持下，预计到 2026 年，非洲 27 个高风险国家的近 10 亿人将得以进行黄热病疫苗接种，届时非洲黄热病将基本处于低流行状态。

① 该非政府组织的宗旨是为了减轻世界上最偏远和受灾最严重的地方的人类苦难。

5. 霍乱的防治

霍乱的防控。多管齐下、防治结合是防控霍乱并降低死亡率的关键，具体措施包括加强疫情监测、保障清洁饮用水、注意环境卫生和个人卫生、口服霍乱疫苗和患病及时就诊等。由于受污染的水是霍乱传播的主要媒介，因此根除该病的长期解决方案是为所有非洲人口提供安全饮用水。从长期角度看，提供安全饮用水和卫生设施对于控制霍乱和其他水源性疾病的传播至关重要；从短期和中期来看，接种疫苗有助于预防和控制霍乱的暴发与蔓延。

应对霍乱的国内行动和国际援助。目前世界卫生组织、联合国儿童基金会、红十字会和红新月会国际联合会、无国界医生组织、国际医疗急救组织、乐施会、国际救援委员会、国际医疗团等国际组织和非洲各国卫生部合作进行流行病学调查、监测、实验室检测、病例管理、社会动员、后勤事务、饮用水和环境卫生保持工作。全球疫情警报和反应网络机构（澳大利亚伯内特研究所、英国伦敦卫生和热带医学院和卫生防护局、在孟加拉国的国际腹泻病研究中心、美国疾病控制和预防中心、瑞典卫生和福利全国委员会）对非洲霍乱疫情进行监测，一旦出现疫情就及时向疫情发生国派遣专家。

在2008—2009年津巴布韦的应对中，联合国儿童基金会、国际移徙组织、英国乐施会、世界医生组织、红十字国际委员会、国际教会同心行动组织、无国界医生组织（西班牙、荷兰和卢森堡）、国际计划组织、拯救儿童组织（英国）等联合制订了全面和协调的霍乱应对行动计划。在2012年塞拉利昂的应对中，在国家和国际合作伙伴及捐助方（包括联合国儿童基金会、牛津饥荒救济委员会、英国红十字会、拯救儿童基金会、凯尔国际、国际关注基金会、无国界医生组织、英国国际发展部、联合国人道主义事务协调厅、国际援救委员会和世界卫生组织）

的支持下，卫生部尤其加强了在总体应对协调、监测和病例管理方面的应对工作。

6. 脑膜炎球菌性脑膜炎的防治

脑膜炎球菌性脑膜炎的预防。对脑膜炎球菌性脑膜炎的预防主要是接种疫苗。2010 年 12 月，在布基纳法索、马里和尼日尔的部分地区使用了一种新型 A 群脑膜炎球菌结合疫苗（其余地区在 2011 年得到覆盖），对象是 1—29 岁的人员。截至 2015 年 6 月，16 个非洲国家（贝宁、布基纳法索、喀麦隆、乍得、科特迪瓦、埃塞俄比亚、冈比亚、加纳、几内亚、马里、毛里塔尼亚、尼日尔、尼日利亚、塞内加尔、苏丹和多哥）中的 2.2 亿人获得了这种新型疫苗接种。此外，还需要在疾病监测方面加强防控，包括从疾病发现到现场调查以及实验室确认，世界卫生组织定期在现场层面向疫情高危国家提供技术支持，其应对工作主要包括及时发现确诊病例、开展病例管理，并对易感染人群大规模采取疫苗接种。

脑膜炎球菌性脑膜炎的治疗。脑膜炎球菌病能致命，故自始至终需将确诊病例作为一个医疗紧急状况来看待。有必要将病人收住到医院或卫生中心，但没有必要进行隔离。必须尽快给予适当的抗生素治疗；若条件允许需立即进行腰椎穿刺，在穿刺后开始治疗。治疗感染时可使用多种抗生素，包括青霉素、氨苄西林、氯霉素及头孢曲松。当非洲的医疗卫生设施和资源落后的地区出现疫情时，头孢曲松属首选药物。

应对脑膜炎球菌性脑膜炎需要将国内行动和国际援助结合起来。应对脑膜炎球菌病流行的主要举措依然是开展疫苗注射活动。疫苗由“国际疫苗供应协调小组”（ICG）提供。该小组是世界卫生组织、国际红十字会与红新月会联合会（IFRC）、联合国儿童基金会和无国界医生组织开展合作、在全球疫苗免疫联盟（GAVI）支持下成立的机构，负责管理储备应急疫苗。除上述机构，非洲国家在脑膜炎球菌病的疫情中还经常得到非洲现场流行病学网络（AFENET）、欧洲委员会人道主义援助司、世界医疗中心（Medicos del Mundo）、无国界医生组织、美国疾控中心组、美国国际开发署、非洲电子健康组织（eHealth Africa）、瑞典国际发展合作署、国际扶轮社、美达等伙伴的协助与支持。

7. 脊髓灰质炎的防治

脊髓灰质炎没有特效药，主要应对办法是开展免疫运动，通过口服脊灰疫苗进行预防。1988 年，第四十一届世界卫生大会，通过了一项全世界消灭脊髓灰质炎决议，主要由世界卫生组织、国际扶轮社、美国疾病控制和预防中心以及联合国儿童基金会发起，之后在非洲推广脊髓灰质炎疫苗成为一项重要任务。目前脊髓灰质炎疫苗在非洲的推广十分顺利。2016 年 8 月，非洲最后一例野生脊髓灰质炎病例出现在尼日利亚，之后世界卫生组织非洲区域主任玛奇迪索·穆蒂表示，如果出现在尼日利亚的脊髓灰质炎毒株不再出现，非洲在 2020 年有望宣布野生脊髓灰质炎绝迹。

8. 伤寒的防治

多年来，非洲地区一直使用两种疫苗来保护人们远离伤寒：适用于 2 岁及以上人群的以纯化抗原为基础的注射用疫苗；适用于 5 岁及以上人群的口服减毒活疫苗胶囊。一种具有更持久免疫力的伤寒新型结合疫苗于 2017 年 12 月得到了世界卫生组织预认证。全球疫苗免疫联盟董事会批准了自 2019 年开始用于伤寒结合疫苗的 8500 万美元。世卫组织建议，应该向那些旅行目的地存在高伤寒风险的旅客提供伤寒疫苗接种。

伤寒可用抗生素进行治疗。由于抗生素耐药性的出现，包括对氟喹诺酮类药物耐药，不得不在一些地区使用新的抗生素，如头孢菌素和阿奇霉素。患者应按照医生开具的处方全程服用抗生素。

应对伤寒疫情的国内行动和国际援助。在伤寒疫情的现场处理中，非洲国家经常得到世界卫生组织和诸如美国疾控中心、联合国儿童基金会、非洲现场流行病学网络、红十字会等其他合作伙伴对落实控制措施、开展病例管理等方面的支持。

9. **肝炎的防治**

肝炎主要通过注射疫苗来避免感染以及出现相关并发症。乙型肝炎主要通过注射疫苗来进行预防，世界卫生组织建议所有婴儿在出生后尽早（最好是在 24 小时内）获得乙肝疫苗接种。此外，通过对所有捐献的供输注的血液和血液成分进行有质量保证的筛查，可以预防乙型肝炎病毒传播。进行安全注射也是预防乙型肝炎病毒传播的重要途径。乙肝的治疗也有比较有效的药物，但是可能要终身治疗。世界卫生组织建议将口服药物——替诺福韦或恩替卡韦——用作抑制乙型肝炎病毒最有效的药物。对于多数人而言，这种治疗方法可以有效抑制病毒复制，但是不能彻底治愈乙型肝炎，大部分人需要终身服药。急性乙肝则没有有效的治疗方法，只能通过补充体液来让身体感到舒服或保持营养均衡。对于丙型肝炎的预防来说，目前尚无有效疫苗。所以，早期诊断是预防丙肝的重要手段，特别是要加强对高风险人群的检测，诸如注射吸毒者，监狱和其他封闭空间的人群，患丙肝的母亲生下的儿童，等等。世界卫生组织 2018 年的指南建议采用泛基因型直接作用抗病毒药物疗法（DAAs）来治疗丙肝，可以治愈大多数人。

世界卫生组织为消除全球肝炎做出了很多努力。2015 年 3 月，世界卫生组织发布了首份《慢性乙型肝炎病毒感染预防、关怀和治疗指南》；2015 年 9 月，世界卫生组织和世界肝炎联盟在格拉斯哥共同组织了世界肝炎峰会，是全球首次专门针对病毒性肝炎召开的高级别会议，旨在促进各国为预防病毒性肝炎感染而采取行动，确保患者得到诊断和治疗；2016 年 5 月，世界卫生组织通过了首份《2016—2021 年全球卫生部门病毒性肝炎战略》，该战略愿景是消除病毒性肝炎这一公共卫生问题，全球具体目标是到 2030 年使病毒性肝炎新发感染人数减少 90%，因病毒性肝炎死亡人数减少 65%；2020 年 7 月，世界卫生组织发布了关于《预防乙型肝炎病毒母婴传播：妊娠期抗病毒药物预防指南》；2021 年，世界卫生组织发布了《艾滋病毒、病毒性肝炎和性传播感染进展报告》，概述了消除病毒性肝炎工作取得的进展。自 2011 年以来，世界卫生组织于每年的 7 月 28 日举办世界肝炎活动日，以提高人们对病毒性肝炎的认识。①

当前，非洲在防治肝炎方面还面临着较大压力。在非洲大陆，乙肝疫苗首针的及时接种仍是一个巨大的挑战，只有不足 10% 的新生儿得以首针及时接种。同时，新冠疫情的冲击使得非洲大陆在预防肝炎方面的压力增大，阻碍了落实应对病毒性肝炎的关键服务。已经确诊的肝炎患者，到医院和诊所就诊的频率减少，同时在缺乏远程医疗条件的情况下，其后续监测和治疗会受到干扰。疫情对人们的收入也产生了重大影响，导致能够维持肝炎治疗开销的人数较少。

非洲国家针对病毒性肝炎出台了不少应对措施。2018 年，有 28 个国家制订了针对肝炎的国家战略计划。2016 年 8 月，在埃塞俄比亚首都亚的斯亚贝巴举行的世界卫生组织非洲区域委员会会议上，通过了“非洲区域预防、关爱和治疗病毒性肝炎”2016—2020 年五年行动计划，旨在 2030 年前使该区域达到消灭病毒性肝炎这一公共健康威胁的目标。埃及是受丙型肝炎威胁，最为严重的国家，自 2018 年以来，埃及在消除丙型肝炎方面取

① 世界卫生组织：《乙型肝炎》，https：//www. who. int/zh/news-room/fact-sheets/detail/hepatitis-b。

得了巨大进步，在政府的支持下，通过和相关厂家进行谈判，丙肝的治疗仪器和药品价格得到大幅降低。2017—2018 年，埃及在全国范围内对 18 岁以上的人群开展了大规模筛查，并对感染者进行免费治疗。2019 年底，埃及已有 6000 万人接受了检测，400 万患者开始进行治疗。① 这是全球低收入和中等收入国家致力于消除丙型肝炎在公共卫生领域做出的最大努力，并且埃及还致力于为消除其他非洲国家的肝炎贡献力量，以加强南南合作在消除肝炎方面的作用。

① World Health Organization, *Global Progress Report on HIV, Viral Hepatitis and Sexually Transmittedinfections*, 2021, p. 84, https://www.who.int/publications/i/item/9789240027077.

三　北部非洲和西部非洲传染病防治与卫生合作建议

此章以阿尔及利亚和几内亚为案例对北部非洲和西部非洲的传染病防治情况进行阐述。

（一）阿尔及利亚传染病防治与卫生合作建议

1. 阿尔及利亚卫生体系的历史与概况

阿尔及利亚位于非洲北部，是非洲面积最大的国家。当前，和其他非洲国家相比，阿尔及利亚的医疗卫生条件相对较好，政府设置专门的机构推进医疗体制改革，完善医疗救治体系，建立新型的公共医疗卫生机构，使得阿尔及利亚的公共卫生事业处于非洲较好水平。据世界卫生组织统计，2015 年阿尔及利亚全国经常性医疗卫生支出占 GDP 的 7.1%，按照购买力平价计算，人均经常性医疗卫生支出 1031.2 美元；2020 年，阿尔及利亚的人均寿命为 76.59 岁。2007—2013 年，平均每万人拥有医生 12 人、护理和助产人员 20 人、牙医 3 人、药师 2 人。①

---

① 中华人民共和国商务部、中国驻阿尔及利亚大使馆：《对外投资合作国别（地区）指南：阿尔及利亚（2020 年版）》，第 15 页，http://www.mofcom.gov.cn/dl/gbdqzn/upload/aerjiliya.pdf。

1962 年，阿尔及利亚独立之时，因为法国医生的撤离，许多医疗机构停诊，其卫生医疗状况非常糟糕，当时全国只有 600 名医生，要给 1200 万之多的居民提供医疗保健。① 阿尔及利亚独立之前只有法国殖民地当局建立的部队医院，没有一家本土化医院。政府为了解决居民的医疗卫生问题，出台了不少重要文件。1976 年 10 月颁布的保健大法是独立以来医疗保健系统的第一个纲领性文件。文件规定了卫生保健机构应具有社会主义特点，创建相应的保健体系，采取措施与传染病和寄生虫病做斗争，保障居民免费的医疗待遇，培养医疗人才，等等。阿尔及利亚的卫生保健机构是按行政区划分的，由卫生健康部统一管理。

20 世纪 70 年代以后，由于人口不断增加造成就医压力，政府投资对公立医疗卫生机构进行扩建，于 80 年代先后建立了一批大学医院中心（Centre Hospito - Universitaire，CHU），缓解了国民就医的压力，促进了公共医疗卫生事业的发展。1975 年之后，阿尔及利亚政府开始建立免费的医疗卫生保障系统。阿尔及利亚所有公民均可免费享受医院治疗，药物和门诊服务，医疗保险覆盖了 90% 以上的人口。阿尔及利亚的医疗基础设施和设备水平取决于当地的人口规模，通常来说，农村及偏远地区的卫生基础设施建设相对比较落后。阿尔及利亚从 1984 年起实行医疗保险制度，包括疾病与生育保险。阿尔及利亚政府在公共健康领域的投资也比较大，政府从 2004 年开始实施一系列的全国医疗改善计划，国家公共政府部门投入 200 亿欧元用于改善阿尔及利亚现有医院的破旧设施，强化公共基础设施建设，促进其医疗保障体系的现代化，卫生部准备在阿尔及尔地区新建 17 家医院以及 55 家综合性

① Max Ha Bc. 郁文：《阿尔及利亚民主人民共和国的保健事业》，《国外医学》（卫生经济分册）1988 年第 3 期。

诊所。① 2010—2014 年，阿尔及利亚政府在健康领域投资 57 亿美元建设了 1500 个医疗卫生设施。至 2019 年，当地政府拨款 48.5 亿欧元用于医疗卫生事业的发展；未来 10 年，阿尔及利亚计划建造 172 所公立医院、377 家私人诊所和 45 个专门卫生单位；到 2025 年，将有 200 亿美元被用于整个医疗保健部门的发展。②

阿尔及利亚实施医疗保险制度，所有正式雇员在患病和生育期间都有资格享受现金和实物形式的补助；所有享受养老保险、伤残补助和工伤补助（丧失一半以上能力的）的职工配偶和领取退休金职工的配偶在生育时都可获得实物形式的补助；所有享有养老保险和工伤保险的职工，其子女、赡养的父母在患病时都可获得实物形式的补助。疾病与生育保险基金还对医疗费用实行补助，分为一般医疗补助和生育医疗补助两项。阿尔及利亚对职工实际支出的医疗费用给予 80% 的补助，其看病需要先自行垫付医疗费，然后由生育保险基金支付。医疗补助报销的范围为：一般治疗费、外科手术费、住院费、药品费、化验费、检查费、牙科治疗费、整形治疗费、职业病治疗费、理疗费，还包括看病就医时的交通费，职工生育时的医疗费用。国家公立医院实行免费医疗，公立医院没有就诊时间限制，全天 24 小时接待就医患者。阿尔及利亚公立医院的各检查项目象征性收取少量费用，病人看病需缴纳挂号费，并自行凭药方到药房买药，住院医疗费用全免。治感冒、止泻、消炎等非处方药可在当地药店购买，价格合理。

阿尔及利亚医疗机构分国家公立医院（包括省立公共卫生

---

① 《2022 年第 24 届阿尔及利亚国际医疗设备展》，https：//www.world - fairs.org/show - 903.html。

② 中阿合作论坛：《阿拉伯国家新冠病毒疫情观察周报第 10 期（9.7—9.14）》，2020 - 09 - 14，http：//www.chinaarabcf.org/chn/zagx/zaggfzyjzx/t1814760.htm。

机构）和私立医院（包括私人诊所）两大部分。国家公立医院包括大学医院中心和专科医院。大学医院中心是医学院校附属的医院，通常是包括内、外、妇、儿等科的综合性医院。这些医院直属国家卫生部领导。阿尔及利亚目前建有13家大学医院中心和31家专科医院。这44家医疗机构属于国家级医疗单位，由政府直接投资和管理。[①] 其医疗机构包括君士坦丁大学医学中心、巴特那大学医院中心、“16急救中心”、阿尔及尔大学医院中心附属影像医学所等机构。此外，阿尔及利亚全国48个省还有省级医疗卫生机构。其中，中部地区有53家、东部地区有62家、西部地区有39家、东南地区有21家、西南地区有12家公共医疗卫生机构，每个地区还设有专门的妇产医院。[②] 阿尔及利亚全国除设有公共卫生机构，全国各地还设有私人医疗机构，阿私立诊所收费较公立医院高、技术和条件较好。其中私人医生最多的省份是君士坦丁省。

2. 阿尔及利亚传染病防治的现状与特点

（1）阿尔及利亚的主要传染病。根据全球传染病与流行病在线网络（GIDEON）中关于阿尔及利亚传染病的报告，当前阿尔及利亚共有213种传染病。[③] 阿尔及利亚的传染病主要包括甲型肝炎、乙型肝炎、戊型肝炎、伤寒症、登革热、黄热病、乙型脑炎、非洲锥虫病、皮肤黑热病、鼠疫、克里米亚—刚果出

① 中华人民共和国商务部、中国驻阿尔及利亚大使馆：《对外投资合作国别（地区）指南：阿尔及利亚（2020年版）》，第15页，http：//www. mofcom. gov. cn/dl/gbdqzn/upload/aerjiliya. pdf。

② 黄慧：《列国志·阿尔及利亚》，社会科学文献出版社2020年版，第214页。

③ Stephen Berger, “Infectious Diseases of Algeria: 2021 edition, GIDEON Informatics”, 2021, https: //app. gideononline. com/pdf? title = Infectious + Diseases + of + Algeria.

血热、裂谷热、基孔肯雅热、钩端螺旋体病、血吸虫病、包虫病、拉沙热、流行性脑脊椎膜炎、狂犬病等。[①] 需要指出的是，乙肝主要跟当地的生活习惯有关，阿尔及利亚人共用餐具，导致乙肝传染率较高，建议前往阿尔及利亚旅居的人接种乙肝疫苗。其次，疟疾是非洲比较常见的传染病，由单细胞寄生原生动物疟原虫引起；通过雌性按蚊的叮咬传播给人类；寄生虫在肝脏中繁殖，攻击红细胞，导致发烧、发冷和出汗，并伴有贫血；会导致重要器官受损和脑部血液供应中断而死亡。当前尽管阿尔及利亚的疟疾风险很低，基本上已经消除疟疾，但前往阿尔及利亚的旅行者应该避免被蚊虫叮咬来预防疟疾。2018 年，阿尔及利亚又出现了输入型病例。因为和尼日尔与马里接壤，而这两个国家属于疟疾高发区，所以南方地区更容易受到疟疾的影响。再次，登革热主要为与城市环境有关的蚊媒（埃及伊蚊）病毒性疾病；表现为发烧突然发作和剧烈头痛，偶尔发生休克和出血，死亡率为 5%。[②] 此外，包虫病是地中海地区主要的传染病之一，在阿尔及利亚每年因为包虫病死亡的人数为 400 人左右，造成了经济负担和社会负担。包虫病的病原体主要寄生在动物体内。这些疾病的发生和家庭废弃物的堆积以及流浪狗的存在有很大关系。狂犬病、利什曼病和棘球蚴病是阿尔及利亚的主要人畜共患病，据报告每年平均死亡人数分别为 18 人、7947 人和 387 人。[③] 狂犬病可能存在于阿尔及利亚的狗、蝙蝠和其他哺乳动物中。虽然阿尔及利亚牲畜接种狂犬病疫苗的比例一直在上升，但是每年报告的狂犬病的数量却处于稳定

① "Algeria Major Infectious Diseases", https://www.indexmundi.com/algeria/major_ infectious_ diseases.html.

② Algeria Major Infectious Diseases.

③ Moustafa Kardjadj, Meriem Hind Ben – Mahdi, "Epidemiology of Dog – mediated Zoonotic Diseases in Algeria: a One Health Control Approach", *New Microbes and New Infections*, Vol. 28, Mar. 2019, p. 17.

水平，2017 年，阿尔及利亚报告的狂犬病病例为 12 万多人。①所以，控制狂犬病的主要方案应该将重点转移到最主要的宿主——狗身上来，将狗与人之间的传播途径切断。利什曼病在阿尔及利亚的报告比例呈现上升趋势，利什曼病在阿尔及利亚属于必须及时通报的疾病，中间宿主大多为狗。其中，皮肤利什曼病在阿尔及利亚也是一种较为常见的传染病，带来了较为严重的公共卫生问题，除阿富汗，阿尔及利亚是全球最受关注的受该疾病影响的地区。阿尔及利亚大约有 10 万匹马，马在阿尔及利亚的历史、社会和文化中占有较为重要的地位，所以，以马为中间宿主的传染病也是比较常见的疾病。这些传染病包括西尼罗河热、马病毒性动脉炎和马流感。

（2）阿尔及利亚传染病的主要防治特点。阿尔及利亚预防传染病的主要优势在于其几乎免费的公共医疗体系，为国家进行统一防控提供了制度保障。诸如，在疟疾的防控方面，阿尔及利亚有不少可供借鉴的经验。阿尔及利亚是第二个彻底消除疟疾的非洲国家，这主要得益于其免费的医疗体系，使得其能够对疟疾采取有效的预防措施，对所有病例进行早期诊断和治疗，并对疾病作出快速反应，同时保证资金投入。2013 年，该国报告了最后一例疟疾病例。疟疾的消除有助于该地区旅游业的发展。阿尔及利亚主要采取以下措施来应对疟疾。不论国际和法律地位，对居住在阿尔及利亚的所有人进行免费诊断和治疗；成立由专家组成的实验室，以保证正确的高质量诊断；建立动态的流行病学监控体系；第一时间在全国通报病例；对所有病例进行迅速调查、分类和应对；通过环境管理以及化学生

---

① Moustafa Kardjadj, Meriem Hind Ben – Mahdi, “Epidemiology of Dog – mediated Zoonotic Diseases in Algeria: a One Health Control Approach”, *New Microbes and New Infections*, Vol. 28, Mar. 2019, p. 17.

物等方式，控制传染病源的扩散；通过行政区的预防中心向旅行者提供建议和免费的预防措施；为国家和各级行政区培训专业素质过硬的团队；为疟疾防控提供充足的资金支持；等等。同时，为了防止已经消除的疾病反弹，要加强对公众的健康教育，完善公共卫生防控体系，严控输入型病例。但是，因为实行免费医疗，传染病的治疗费用全部由国家承担，这给国家财政造成了不小的负担。

在控制传染病方面，阿尔及利亚主要采取以下具体措施。此处以 COVID－19 为例。在应对新冠疫情的过程中，阿尔及利亚主要采取了保持社交距离、限制出行、隔离以及封锁等手段。此外，阿尔及利亚的气候在防控传染病方面有优势。阿尔及利亚气候干燥，不利于细菌的增长，降低了感染率。阿尔及利亚人对抗生素的耐药性很低。由于地广人稀，当地居民患感冒等小病一般不去医院，这有利于其自身免疫力的提高。

3. 阿尔及利亚传染病防治中存在的问题

虽然阿尔及利亚相对于其他非洲国家的医疗保障体系更为完善，但是相对来说，其医疗基础设施较为落后，医疗设备简陋、医疗资源缺乏。其整体医疗水平和中国 90 年代初期相当。另外，对外依存度极高。药品自给率低下，主要从欧洲进口。医疗技术水平较低，其医生主要在法国进修，但是进修名额有限，所以医疗技术水平提高很慢。缺医少药是制约阿尔及利亚医疗水平提高的最主要原因。

阿尔及利亚公立医院的医疗设备由国家统一配置，医疗药品由国家按医院年度申报计划供应。医院大部分是靠进口医疗器械和设备来补足内需，而随着阿尔及利亚医疗行业市场的不断发展，进口量也随之增加。与此同时，阿尔及利亚私立医疗机构获得了相当大的投资并呈现出巨大的增长潜力。尽管阿尔及利亚政府重视医药产业的发展，其当前的药品生产无法满足疾病领域的需求。因为阿尔及利亚的财政收入大部分来自石油出口，但是随着石油价格的下跌，政府的财政收入减少，导致药品进口费用下跌。新冠疫情暴发后，海、陆、空交通受阻，民众的药品需求无法得到满足。

此外，阿尔及利亚的市政设施不完善，尤其是贫民窟和农村地区，遍地污水，人畜混居，导致寄生虫繁衍迅速，那些人畜共患的传染病极易在人群之间传播。

4. 中国与阿尔及利亚医疗卫生合作建议

（1）继续派遣医疗队。1963 年，中国向阿尔及利亚派遣援外医疗队，主要由湖北医务人员组成，具体工作由湖北省卫生厅统一组织和领导。从此中国开始了向外派驻援外医疗队的历史。中国对口的阿尔及利亚援外医疗队是湖北省援外医疗队。近 60 年以来，湖北援外医疗队在受援国成功进行了心脏移植、断手断肢再植、颅内深部肿瘤切除、全鼻再造等高难度手术，填补了多项医疗空白。阿尔及利亚的赛依达省开创了中国国际医疗援助第一国第一省的先例。中国派遣的援阿医疗队很大程度上改善了阿尔及利亚的医疗卫生状况，有力地巩固了中阿之间的友谊。医疗方面长期和中国的医疗援助相结合，一定程度上弥补了其硬件的不足。

（2）加强中阿双方在药品领域的合作。在药品领域，中国企业在阿尔及利亚有很大的机会。阿尔及利亚的药品行业是其最具有活力的制造业之一，也是国家的重点产业之一，阿尔及利亚 2014—2019 年的五年规划中将其列为国家高度优先发展领域。此外，阿尔及利亚医药卫生有关管理机构较健全，与医药卫生相关的部门包括公共卫生、社会保障、工业和贸易的各部委及其他有关机构，具体负责卫生政策制定、项目实施、经费使用、产业规划、监管注册等。近年来，阿尔及利亚的药品规模不断扩大，根据阿全国药品交易商联盟发布的信息，截至

2020 年 1 月，阿药品市场规模为 34 亿美元，本地生产药物总额占其中的 52%，[①] 有巨大的市场空间。所以，应该加强中阿之间在药品领域的合作，包括药品进出口、药品研发等方面。

（3）中阿双方应该继续加强灾后救援合作。2003 年 5 月 22 日，阿尔及利亚首都阿尔及尔附近发生 6.9 级地震，造成 2300 余人死亡、1 万余人受伤，中国国际救援队于 5 月 23 日赴阿尔及利亚进行地震救援。救援队在救援过程中，针对当地的乙肝、疟疾发病特点，开展了防病宣教。对阿尔及利亚灾后的传染病防治工作作出了重要贡献，同时提升了中国参与国际灾后救援与传染病防治的经验。

（4）中国对阿尔及利亚的医疗援助应该更加注重推进医疗配套项目，根据阿尔及利亚的现实情况开展医疗援助项目。阿尔及利亚医疗事业在中国持续援助下得到迅速发展，中阿医疗卫生合作除了向阿继续派遣医疗队，更应该着力推进援阿医疗配套工作，在医学教育、制药、医疗设备制造、医药贸易等领域开展深层次交流与合作。创新援助模式，推动阿尔及利亚卫生事业的发展。随着医疗内涵的不断扩展，中国应该主动适应阿尔及利亚的国家状况，及时调整工作重点，多进行一些小而美的项目。同时，讲好中国的援外故事，充分利用受援国的媒体，宣传好医疗队内外的生动故事和先进人物，增进互信交流，促进民意交融，促进中阿人民之间的民心相通。

（5）加强中阿双方在传染病防治领域的沟通，相互学习借鉴。中国与阿尔及利亚的医疗卫生合作应该坚持“走出去”和“引进来”相结合。在经历了“非典”以及新冠疫情之后，中国的传染病防治体系相对来说比较完善，有不少可供阿方借鉴的经验。在中阿双方医疗卫生合作方面，中方应向阿方提供可

---

① 中阿改革发展研究中心：《阿拉伯国家新冠病毒疫情观察周报第 10 期（9.7—9.14）》，2020 年 9 月 14 日。

行的抗疫经验，共同研讨抗疫方案。2020 年 5 月，应阿尔及利亚政府的邀请，中国派医疗专家组赴阿尔及利亚协助当地开展疫情防控工作。在阿工作期间，专家组与当地分享疫情防控的经验，共同研讨当地的防控救治措施，并提出技术建议，对当地的中资机构、留学生和医疗队进行疫情技术培训指导，走访当地的医院、实验室以及研究所等机构，并向阿尔及利亚捐赠医疗物资，受到当地的高度重视和赞誉。阿尔及利亚卫生部部长本布齐德接见中国专家组，深入了解中国的防控经验，共同探讨如何对当地疫情进行防控。其中，疟疾在阿尔及利亚得到控制很大程度上跟其免费的医疗体系有关。此外，阿尔及利亚的医疗制度、和谐的医患关系以及医生职业的美誉度等值得中国吸收借鉴。虽然阿尔及利亚的医疗基础设施和条件比较落后，但是阿尔及利亚的医患关系和谐，很少出现医患纠纷，相互信任程度较高，医生在群众中有很大的美誉度，而中国的医疗硬件条件较好，却屡屡出现伤医、杀医事件，值得我们深思。

（6）中阿双方应该加强在“大健康”领域的合作，这对于阿尔及利亚的传染病防控是非常重要的，其有不少传染病属于人畜共患病，病毒通过动物传播到人群中。“大健康”的概念认为，人类和动物生活在相同的环境中，通常会受到相同病原体的袭击，要对在动物和人类社会中共存的传染病进行实时监控，实施统一、持续的政策从而达到人、动物和环境之间的一种和谐，其路径是采取跨学科的合作方式，将动物学家、社会学家、生物学家、农学家、兽医、内科医生、病毒学家、生物医学工程师、流行病学家等专家的工作统一协调起来，使人类、动物和环境都达到最理想的和谐状态。最终形成各部门之间的信息、设备和资源共享，使健康、医疗和环境部门达成合作。

（二）几内亚传染病防治与卫生合作建议

几内亚共和国位于西部非洲的大西洋沿岸地区，紧邻几内亚比绍、塞内加尔、马里、科特迪瓦、塞拉利昂和利比里亚等国家。该国医疗卫生水平相对较低，深受埃博拉、艾滋病、疟疾等传染病的危害。在世界卫生组织等外部伙伴的支持下，几内亚医疗卫生体系具备了基本的传染病防治能力，但受制于国家实力的不足，几内亚传染病防治工作仍然面临诸多挑战。

1. **几内亚医疗卫生体系历史与概况**

在较长一段时期，传统医学一直是几内亚地区医疗卫生体系的主要支柱。在这种传统医学主导的医疗卫生体系中，掌握传统医学知识的治疗师是基础性医疗保健服务的主要提供者。他们通过提取植物、动物和矿物的有效成分，以及利用心理与精神的手段来解决几内亚人民遇到的各种健康问题。作为几内亚地区文化、宗教与历史的重要载体之一，传统医学具有较为悠久的发展历史。当几内亚还处于原始部落的时候，传统医学治疗师就已经开始为部落民众提供相对简单的医疗保健服务，并由此成为部落中的重要人物。随着传统医学实践经验的累积与提炼，并通过代际传承的教育方式，几内亚传统医学治疗师的治疗手段逐渐丰富。当几内亚进入封建王国时期以后，基于统治阶层的大力支持，更为体系化的传统医学在当地社会中的地位进一步提升。虽然现代医学知识的传入对传统医学的合法性造成严重威胁，但直到今天传统医学依然在几内亚医疗卫生体系中发挥着难以忽视的作用。

进入殖民时期以后，现代西方医学开始成为几内亚地区医疗卫生体系的组成部分。从 1850 年起，法国逐渐在包括几内亚在内的西部非洲建立起殖民帝国，柏林会议后法国对几内亚的殖民统治得到国际社会的承认，1893 年法属几内亚正式成立。伴随着法国殖民者的征服过程，现代西方医学也传入了几内亚地区，虽然此时传统医学仍然占据着医疗卫生体系的主导地位，但现代西方医学的传播标志着几内亚医疗卫生体系迎来了第一次重大变革。法国殖民者在几内亚的居住地较为集中，因此现代西方医学在几内亚最开始的传播场所主要位于大城市，以及殖民者建立的矿业或农业公司。这些医疗场所的人员以殖民当局的军人和法国基督教传教士为主，另外还有一些受过现代西方医学基础教育的本土非洲人担任医疗辅助人员。当然现代西方医学的传播主要目的是保护殖民者及其雇员的生命健康，但也在一定程度上为少数当地非洲人提供了医疗保健服务。

独立后初期，在现代西方医学逐渐占据主导地位的基础上，几内亚以国家行政体制为核心构建起一个全新的医疗卫生体系。在独立之前，几内亚的医疗卫生条件相对不足，当时全国只有1家医院、2家诊所，共30多名医生，另外全国也仅有1个药店和10个私营药房，而且连一所医科学校都没有。经过全民公投，1958年几内亚共和国成立，在艾哈迈德·塞古·杜尔的领导下，几内亚共和国实行社会主义制度。在社会主义制度下，几内亚医疗卫生事业由国家统一管理，之后通过国家行政力量的全力扶持，几内亚医疗卫生事业取得了长足的进步。1961年首都科纳克里有2家全科医院、6家诊所和4家产科医院，并且在每个行政区也建立了一些诊所，另外，康康、拉贝、马木、金迪亚等大城市也设有妇幼保健站。截至1977年，几内亚全国已经有21家医院和276家区卫生院，约有300名医生和700名护士，同时还建立了自己的医科学校。① 这种医疗卫生体系较为强调公平性，在一定程度上确保了全国各地都能获得医院、医疗人员和药品的供应。

几内亚第二共和国时期，政治体制的变化促使该国对其医疗卫生体系进行改革，国家行政体系不再是几内亚医疗卫生的唯一供应者，非政府的医疗机构和设备供应商也成为几内亚医

① 世界知识手册编辑委员会：《世界知识手册》世界知识出版社1961年版，第409页；《新华社新闻稿》1977年第2892期。

疗卫生体系的重要组成部分。1984 年 4 月，兰萨纳·孔戴上校通过军事政变成为几内亚新的领导人，并建立了几内亚第二共和国。应世界卫生组织和世界银行的相关要求，孔戴政府于 1984 年 7 月召开了一次全国卫生大会，此次大会标志着几内亚医疗卫生体系改革正式开始。随后，国家行政当局改变了此前公立医院和药店的运营机制和财政管理方式，同时私营医疗机构和药店也得到了行政当局的许可。1997 年 5 月，几内亚医疗卫生行业在首都科纳克里举行了一次全国保健论坛，在此次论坛上有关方面建议几内亚拟订一项全国保健发展计划，最终这一初级保健计划得到了联合国儿童基金会和世界银行等机构的资助，进而提升了几内亚医疗卫生体系的专业性和覆盖率，让更多偏远的不发达地区能够降低获取基础医疗卫生服务的难度。

2014 年 3 月 21 日，埃博拉疫情暴发，给几内亚医疗卫生体系造成巨大冲击，为此几内亚决定对该国医疗卫生体系展开重新评估，并根据评估结果来建设更加稳定和有效的医疗卫生体系。2014 年 6 月，在阿尔法·孔戴总统的指示下，几内亚再次召开了全国卫生大会。此次大会结束后，几内亚政府对该国医疗卫生事业改革作出相关安排，具体情况如下。首先，由几内亚卫生部与其发展伙伴一道对几内亚卫生发展计划进行修订，并出台《2015—2024 年国家卫生发展计划》（*Plan National de Développement Sanitaire 2015 - 2024*），这份文件主要强调该国需要改善对主要疾病的管理方式、改善人民的生命健康状况、加强现有卫生保健系统（尤其是省和社区两级）、调整全民医保方案、促进医疗卫生人力资源的开发、构建现代医疗卫生信息系统、巩固医疗卫生行业的领导与治理。其次，基于卫生发展计划，几内亚相关部门制定了更为详细的执行方案，例如针对应对埃博拉病毒暴露的问题制定的《卫生系统恢复计划（2015—2017 年）》（*Plan de Relance du Système de Santé 2015 - 2017*）、《加速消除埃博拉病毒病流行和加强几内亚卫生系统的国家政策》（*Politique Nationale d'Accélération pour l'Elimination de l'Epidémie de la Maladie à Virus Ebola et le Renforcement du Système de Santé en Guinée*）、《国家社区卫生政策》（*Politique Nationale de Sante Communautaire*）。

目前几内亚医疗卫生管理体系仍然以国家行政区为划分依据。几内亚卫生部是该国最高等级的医疗卫生管理部门，它的主要职责是设计、制定和执行几内亚的国家卫生政策，其下属战略发展办公室、人力资源办公室、国家医学生物学管理局、卫生人员发展研究所以及国家公共卫生研究所等机构。几内亚各大区卫生局是第二级医疗卫生管理部门，其主要负责各大区内部的相关事务，而省卫生局则是最低一级的医疗卫生管理部门，此外几内亚还在各级医疗卫生管理部门之间设立了联络委员会，以方便医疗卫生行业的统一管理。

经过多年发展，几内亚医疗卫生机构按照行政级别分为四级。国立医院是几内亚最高级别的医疗卫生机构，目前几内亚仅有三家国立医院：东卡医院（l' Hôpital National Donka），成立于1960年，其规模最大，近年来在沙特发展基金和伊斯兰开发银行的资助下完成修缮和改扩建工程，改造后的东卡国立医院拥有634张病床，28个科室，15间手术室以及化验室、影像室、制氧气中心等；①伊格纳斯·迪恩医院（Hôpital Ignace Deen），成立于殖民时期，20世纪80年代在欧洲机构的资助下完成修缮；中几友好医院（China – Guinea Friendship Hospital），由中国资助，2012年4月正式开业。7家大区医院为第二级医疗卫生机构，另有省级医院26家、社区医疗中心9家，以及卫生站1640家，保健中心407家。②除此之外，几内亚还有大量

① 《几内亚东卡国立医院改扩建工程2017年11月完工》，http://gn.mofcom.gov.cn/article/jmxw/201702/20170202522839.shtml。

② Annuaire statistique 2019.

私立医疗卫生设施、军队医疗卫生设施，以及传统医学、教会医疗保健设施。

2. 几内亚传染病防治的现状与特点

长期以来，几内亚医疗卫生体系受到多种传染病的威胁和考验，其中该国常见的传染病有埃博拉、疟疾、传染性脑膜炎、小儿麻痹症、破伤风或斑疹、伤寒。为了降低传染病造成的各种伤害，在合作伙伴的支持下，几内亚卫生部搭建了应对传染病的防治体系。本节将以几内亚应对埃博拉疫情和疟疾的情况为例说明该国防治传染病的战略和政策。

首先，几内亚应对埃博拉疫情的方案。2014 年，几内亚暴发埃博拉疫情后，卫生部对原有应对方案进行了更新。为了降低埃博拉疫情的发病率和死亡率、切断埃博拉病毒的扩散链条，几内亚医疗卫生部门采取了以下四类措施来干预疫情。

（1）加强几内亚各级部门之间的协调与合作。在几内亚国内，从国家到地区各级行政机构邀请各方代表组建危机委员会，负责处理埃博拉疫情的信息；在国际层面，几内亚积极参与世界卫生组织召开的区域会议，并与其他有关国家达成战略共识。

（2）开展流行病学监测、调查与检验。几内亚医疗卫生部门积极发布应对埃博拉疫情的技术指南和监测工具，并鼓励各类医疗机构以社区为基础参与病例监测工作。此外还聘用了大量非常任的工作人员来对确诊病例和死亡病例的感染源进行流行病学调查。

（3）促进治疗工作的标准化和规范化。在所有医疗卫生机构中推广病例管理标准操作流程，及时补充治疗中心的应急药品、设备和耗材，尤其是个人防护装备，此外还建立了正确处理死亡病例遗体的工作流程和相关人员的社会心理支持体系。

（4）扩大应对疫情信息的传播渠道。在埃博拉疫情期间，几内亚充分动员各级行政主体深入社区传播相关有效信息，并定期发布新闻稿和举行新闻发布会。

其次，几内亚应对疟疾的方案。由于疟疾是造成几内亚人民死亡的主要传染病，为了控制疟疾的快速传播和降低疟疾造成的消极影响，几内亚政府制定了国家疟疾控制政策。根据这项政策，几内亚预防、管理和解决疟疾的具体措施如下。

（1）在疟疾预防层面，几内亚政府采取了多种方式来控制疟疾病毒的传播媒介。由于疟疾主要是通过寄生虫将病毒传播给人类，所以几内亚政府重点向国内民众普及蚊帐，发放符合国际标准的杀虫剂和推广疟疾疫苗，以此加强几内亚人民的个人防护能力。另外，几内亚还通过生物或物理的方式来破坏寄生虫的繁殖环境，并改善国内民众的居住环境，尤其是加大环境卫生的整治力度，以消灭疟疾的传播渠道。

（2）在疟疾管理层面，在世界卫生组织的建议下，几内亚政府制定了疟疾诊断和治疗的国家标准，并向各级医疗机构提供培训和保障。根据相关规定，如果医疗卫生机构发现疑似病例就必须对患者进行专业检测，并及时向卫生管理部门通报状况。对已经确诊的疟疾患者，如果现有医疗机构缺乏必要的治疗条件可以向高级医疗机构转移病人，在具体治疗过程中需要使用国际认可的有效药物。

（3）在疟疾解决层面，除了直接针对疟疾病毒的相关措施，几内亚政府还从更为宏观的层面来促进疟疾的解决。例如加强与国际社会各利益相关体之间的合作，促进本国医学研究事业的发展，扩大宣传力度，提高人民的重视程度。

3. 几内亚传染病防治中存在的问题

当前几内亚共和国仍处于发展中阶段，因此其国家应对传染病的各项能力相对较为薄弱，导致该国传染病防治体系还存在以下问题。

（1）几内亚传染病预防系统存在严重缺陷，其对于传染病的监测、控制和信息报送制度并不完善。2013 年 12 月，国际非政府组织——无国界医生组织就已经发现几内亚境内出现了埃博拉病毒的疑似病例，但是几内亚卫生部门并未对埃博拉病毒采取任何干预行动，直到2014 年3 月几内亚卫生部门才真正意识到埃博拉病毒的存在，但此时埃博拉病毒已经有向外扩散的趋势。然而，在埃博拉病毒传播的早期阶段，几内亚医疗卫生机构的工作人员的干预行动缺乏严谨性和专业性，尤其是未能及时对疑似或确诊病例进行医学隔离。另外，几内亚缺乏诊断埃博拉病毒的必要工具，当几内亚出现第一批疑似病例的时候，该国没有能够诊断埃博拉病毒的医学实验室，因此几内亚卫生部门只能将病毒样本交给外国医学实验室来作出诊断，这种状况导致几内亚应对埃博拉病毒的及时性受到影响。

（2）几内亚医疗卫生机构面临严重的人力资源问题，造成该国防治传染病的管理能力较低。虽然几内亚卫生部门逐渐意识到该国医疗卫生人员的数量和质量严重不足，但几内亚现有医疗教育体系无法满足传染病防治所需的人力资源。目前，几内亚能够培养医生的高等教育机构较为稀少，并且没有针对医学生设立统一标准的国家级考试，导致几内亚国内医学毕业生的技术水平参差不齐。另外几内亚医疗卫生机构普遍缺乏足够数量的实验室技术员、护士、助产士和社会保健人员，以金迪亚国立卫生学校为例，虽然该校是几内亚培养护士和助产士的最高学府，但该校不仅没有良好的教学条件，而且由于师资力量存在断层现象，导致该校培训能力后劲不足。除此之外，几内亚医疗卫生人员的地区分布不均衡，其中大多数工作人员集中在首都科纳克里，即使几内亚卫生部门为科纳克里以外的医疗工作者提供特殊津贴，但仍然没有改变非首都地区医疗卫生人员短缺的现实问题。

（3）几内亚医疗卫生基础设施较为薄弱。虽然几内亚的医疗卫生机构已经能够覆盖全国的所有地区，但是该国医疗卫生领域的基础设施建设仍然较为落后。针对医疗卫生机构的类型与大小、医疗设备的采购与存储，几内亚卫生部制定了清晰的行业标准。但事实上，除了部分国立医院，几内亚各级医疗卫生机构均未达到相关标准。这些医疗卫生机构的基础设施严重老化，医疗设备和材料相对陈旧，导致现有医疗机构的实力没有得到充分的利用，尤其是最低一级的保健中心和卫生站，这些初级医疗卫生机构的病房数量不足，缺乏传染病检查设备和医学试剂，这种状况也导致埃博拉病毒扩散时期许多初级医疗机构无法继续运营下去，而当时该国只有一个机构能够隔离和治疗埃博拉病患者：位于几内亚南部恩泽雷科雷地区盖凯杜的无国界医生组织治疗中心。医疗设施的存储与维护也无法达到相应标准。

4. 中国与几内亚医疗卫生合作建议

1959 年 10 月 4 日，几内亚共和国与中国正式建立外交关系，它也成为第一个与中国建交的撒哈拉以南非洲国家。由于自建交以来中几双边友好关系稳步发展，两国在传染病防治领域的合作具备坚实的基础和广阔的空间。

第一，中方应继续帮助几内亚医疗卫生部门解决人力资源方面的相关问题。1967 年 12 月，中国与几内亚签订了关于中国向几内亚派遣医疗队的议定书。自 1968 年 6 月到 2021 年 2 月，中国共向几内亚派出 28 批医疗队，累计 682 人次。在此基础上，中国应当继续派遣医疗卫生人员前往几内亚开展医疗卫生服务。同时，中国也应当接受几内亚在职医疗卫生人员或医学生来华进修与学习，或者还可以通过举办线上培训班的方式来帮助更多的几内亚医疗卫生人员提升专业技能。

第二，中方可加强对几内亚医疗卫生基础设施的援助和投资。基于中国在基础设施建设方面的强大实力，中方可以为几内亚医疗卫生基础设施提供充分的支持。中国援建的中几友好医院已于 2012 年 4 月正式启用，2014 年，几内亚暴发埃博拉疫情后，中国政府率先驰援，先后向几提供 4 轮物资、粮食、现汇等紧急人道主义援助，并用包机将抗疫物资第一时间送抵疫区。中方还派出公共卫生和医疗专家协助抗击疫情和培训当地医护人员。2020 年，几内亚暴发新冠疫情以来，中国政府和民间各界向几方提供多批抗疫物资援助。

第三，中方与几内亚应增进双方在全球卫生治理体系中的协调。当今世界，全球卫生治理日益成为世界各国的重要任务。作为具有发展共识的两个国家，中国与几内亚应当在联合国和世界卫生组织的框架下，继续加强协调、统一立场、相互支持。

四　中部非洲和东部非洲传染病防治与卫生合作建议

此章以刚果民主共和国［以下简称“刚果（金）”］和坦桑尼亚为例对中部非洲和东部非洲的传染病防治情况进行阐述。

（一）刚果（金）传染病防治与卫生合作建议

刚果（金）位于非洲大陆中部地区，与中非共和国、坦桑尼亚、南苏丹等9个国家接壤。该国虽然拥有丰富的自然资源，但经济发展水平相对较低。面对埃博拉、霍乱和麻疹等传染病扩散带来的巨大挑战，刚果（金）在外部合作伙伴的大力支持下已经初步建立起传染病防治体系。然而受限于国家实力和医疗水平的不足，刚果（金）传染病防治体系仍然存在诸多问题。

1. 刚果（金）医疗卫生体系的历史与概况

现代刚果（金）医疗卫生体系源于比利时当局的殖民遗产。19世纪末期，随行医生就参与了比利时对刚果（金）地区的探索过程。20世纪初比属刚果成立后，殖民当局开始招募医疗卫生人员来满足外来人口和当地人口的医疗卫生需求，而这些比利时的医疗卫生人员必须获得安德卫普热带医学研究所的培训证书，否则他们无法在刚果（金）地区从事医疗卫生工作。由于殖民当局招募的医疗卫生人员还无法覆盖广阔的刚果（金）

地区，因此他们鼓励来自宗教团体和殖民企业的医疗卫生人员为民众提供医疗保健服务。此外，比利时殖民当局还为刚果（金）培养了许多掌握现代医学知识的非洲本土人员，但这些非洲人只能承担辅助性工作。随着刚果（金）地区医疗卫生人员的数量逐渐稳定，殖民当局在金沙萨等主要城市和重点企业创立了现代医院。同时，他们还通过组建医疗流动小组的方式广泛深入刚果（金）的农村地区，对全体人口进行医学普查，以及开展传染病监测和疫苗接种等其他活动。①

1960 年 6 月 30 日，刚果民主共和国正式独立。新的刚果（金）政府接管了比利时殖民当局留下的医疗卫生体系，但当时刚果（金）可供选择的医疗卫生机构还相对较少。20 世纪 70 年代，受国内政治、经济和社会危机的影响，刚果（金）公立医疗卫生系统的发展停滞不前，这为私人投资者进入医疗卫生领域提供了机会，此后私营机构便成为刚果（金）医疗卫生体系不可或缺的一部分。1978 年刚果（金）签署《阿拉木图宣言》，并以宣言为基础制定了全国卫生政策。然而国内武装冲突爆发后，刚果（金）的医疗卫生体系遭到严重打击，为此，该国医疗卫生部门试图扭转这种不利趋势。2006 年他们制定了《卫生系统强化战略》（*Stratégie de Renforcement du Système de Santé*），2010 年医疗卫生部门又对这一战略文件进行了修订。为了更好地实施强化战略，刚果（金）开始执行五年计划，截至目前共有三份政策文件出台，分别是《国家卫生发展规划（2011—2015）》《国家卫生发展规划（2016—2020）》以及《国家卫生发展计划修订版（2019—2022）》。

当前刚果（金）医疗卫生体系呈现出三级金字塔结构，从上到下分别是国家级、省级和初级卫生区。位于首都金沙萨的

① “Politique De Sante”，https：//www. memoiresducongo. be/politique - de - sante/.

刚果（金）卫生部承担了国家级医疗卫生事业的管理职能，该部门的主要职责包括制定国家卫生战略和政策，监督和指导各级医疗卫生管理部门的日常工作，其下属机构有人力资源司、药房与药品司、健康科学教育司、研究与规划司、家庭与特定群体司、行政与财务司、档案与通信技术司，另外卫生部还负责管理卫生保健总局、疾病控制总局，以及大学和金沙萨国立医院。省级医疗卫生体系主要由省级卫生部门和省级卫生监察部门组成，其中省级卫生部门主要负责国家卫生政策的具体执行，并为相关人员提供医学技术培训，省级卫生监察部门则主要负责监督和考察医疗卫生机构的行为，此外省级医疗卫生体系还包括省级医院、省级实验室和区域药品配送中心等其他机构。最低一级的则被称为初级卫生区，全国共有 516 个，而每个卫生区可为 10 万—15 万人提供基础性的医疗卫生服务。①

刚果（金）医疗卫生体系有三类医疗服务供应方。第一类是公共医疗卫生机构，它主要包括各级公立医院和卫生站，另外还有军队和警察等其他部门所设立的专属医院，这些公立医疗卫生机构依据其级别和能力为刚果（金）民众提供了差异化的医疗卫生服务。第二类是私营医疗卫生机构，这些私营机构的创建目的较为多元，例如有的私营医疗机构是为了获取经济利益，它们主要分布在经济发达的城市地区，为富有人群提供医疗卫生服务。有的私营机构是为了传播宗教，自殖民时期以来，宗教机构就是刚果（金）医疗卫生服务的主要提供者之一，其中天主教会还成立了医疗工作办公室来为教区信徒提供医疗保健服务；有的私营机构则是由国际非政府组织建的，其中以无国界医生组织为代表的非政府组织管理着刚果（金）多个重

① Plan National de Développement Sanitaire recadré pour la période 2019 – 2022, Ministère de la Santé, Santé République Démocratique du Congo, Nov. 2018.

要的医疗中心和诊所，它们主要是针对艾滋病和埃博拉等高危型传染病。第三类是具有悠久历史的传统医学工作者，这类医疗服务供应方在刚果（金）医疗卫生体系中仍然发挥着重要作用，尤其是在医疗卫生资源较为稀缺的地方。比如在刚果（金）的中部地区，传统医学甚至是普通民众获得医疗卫生服务的首要来源。在此状况下，2001 年刚果（金）政府还专门为指导和监督传统医学制定了一份国家方案。

刚果（金）医疗卫生体系的营运资金有三种来源。第一种资金来源是刚果（金）政府的财政拨款，虽然从现有数据来看，刚果（金）政府在医疗卫生领域的投入力度有所增强，但是财政拨款仍然只占刚果（金）医疗卫生资金总额的一小部分。第二种资金源于双边或多边合作伙伴的资助，这些捐助者以人道主义援助的方式为刚果（金）医疗卫生体系提供发展资金，目前这类资金已经能够占刚果（金）医疗卫生资金总额的40%。第三种资金来源则是民众的自有财产，由于刚果（金）缺乏完善的医疗保障制度，因此民众只能依靠自身力量来支付医疗卫生服务的账单，这也导致民众的经济负担逐渐增大。总的来说，刚果（金）医疗卫生体系严重依赖自主支付和外部援助。①

2. 刚果（金）传染病防治的现状与特点

刚果（金）的社会和生态环境导致其容易受到多种传染病的影响，但在多个外部合作伙伴的支持下，刚果（金）传染病防治体系已初步成型。本节将以刚果（金）应对艾滋病、肺结核、埃博拉和新冠肺炎为例展现该国传染病防治体系的运行状况。

艾滋病是刚果（金）的主要传染病之一，根据相关统计，

---

① EASO MedCOI, Medical Country of Origin Information Report: Democratic Republic of Congo (DRC), December 2020.

2019年刚果（金）大约有52万名艾滋病毒感染者，他们占全国总人口的1.2%，[①]这种严峻形势促使刚果（金）政府将防治艾滋病作为优先事项。目前刚果（金）卫生部门和其他政府部门专门就预防和控制艾滋病发布了两份战略性文件，其中一份文件提出要在2021年使新感染人数减少80%。[②]刚果（金）的艾滋病防治事业得到了美国总统专项资金和全球基金（Global Fund）的财政支持，使卫生部门能够在多个重点地区增强各级医疗卫生机构应对艾滋病的基本能力。从具体操作层面来看，除了刚果（金）本地的医疗卫生机构，无国界医生组织还在金沙萨建立了一家专门处理艾滋病毒的医院，这家医院可以为所有阶段的艾滋病毒感染者提供专业的医疗卫生服务，包括那些已经处于晚期的艾滋病患者。此外，各级卫生部门协同其他部门通过开展环境卫生整治行动和发放计生工具等方式来阻断艾滋病的扩散。

肺结核也是刚果（金）的主要传染病之一，从感染人数来看，刚果（金）境内的肺结核病感染者人数位居世界第九、非洲第二，[③]仅2018年刚果（金）就有约27万人感染了肺结核病毒。[④]与艾滋病相同，刚果（金）政府也十分重视肺结核病的防治工作，为此卫生部门还专门制定了一份全国防治肺结核病的综合协调方案。在这份方案中，刚果（金）政府提出了多项防治措施，包括继续扩大肺结核病的筛查力度、统一和明确肺

---

① UN AIDS, Democratic Republic of Congo Fact Sheet, 2019.

② "*Plan Stratégique National de la Riposte au VIH/SIDA 2018 – 2021*", Programme National Multisectoriel de Lutte contre le Sida, Secretariat Executif National.

③ PNLT, "Plan Stratégique National de Lutte Contre la Tuberculose 2018 – 2020", Ministère de la Santé Publique, Sécretariat General, République Démocratique du Congo, 2017.

④ WHO, World Health Organization, Tuberculosis Country Profile, 2020.

结核病的诊疗方案，以及加强现有医疗卫生体系的结构与作用。刚果（金）防治肺结核病的各项行动得到了众多双边或多边合作伙伴的财政支持，尤其是世界银行和世界卫生组织。而从具体操作层面来看，刚果（金）卫生部门建立了全国防治肺结核病理事会，该理事会负责统筹安排全国范围内防治肺结核病的政策与行动。此外在国家层面，卫生部门还专门设立了国家级实验室和抗肺结核病药物中心仓库，金沙萨也建立了防治肺结核病的专科医院。而在地区一级，各省级卫生部门也建起了实验室，还为各初级卫生区配备了至少一名受过专业训练的医生或护士。在国际层面，经过世界卫生组织的统一协调，各利益相关方共同参与了刚果（金）肺结核病防治体系的建设。

当前新冠疫情与埃博拉疫情成为刚果（金）传染病防治工作的中心任务。2020 年 3 月 10 日，刚果（金）出现了第一例新冠肺炎确诊病例，3 月 18 日，刚果（金）总统齐塞克迪便宣布了一系列严格的防控措施，包括限制高风险国家与刚果（金）之间的人员往来，对所有入境人员进行集中隔离观察，以及在国内限制大规模集会。2021 年 2 月 10 日，刚果（金）再次通报了一名女性确诊为埃博拉病毒感染者，针对这一状况，刚果（金）卫生部部长立即召开紧急会议部署相关工作。随后防疫人员对这一病例展开了流行病学调查，以切断埃博拉病毒的传染途径。除此之外，刚果（金）还与世界卫生组织合作向病发地区运送疫苗和监测试剂，以及开展医疗机构的消毒工作。刚果（金）对新冠疫情与埃博拉疫情的快速反应表现出该国在传染病防治方面具备较为丰富的工作经验和成熟的应对流程。

3. 刚果（金）传染病防治中存在的问题

尽管刚果（金）在构建传染病防治体系方面取得了一定的进步，但长期以来，刚果（金）动荡的政治与安全环境使该国在防治传染病时还面临以下问题。

第一，医疗卫生基础设施建设和设备管理问题。虽然，经过几十年的发展历程，刚果（金）的医疗卫生机构已经能够覆盖该国绝大多数地区，但仍可以发现还有部分地区无法及时获得可靠的初级医疗卫生服务。即使某一地区建有初级医疗卫生机构，然而这些机构通常没有处理传染病的医疗条件和设备，此时传染病患者需要通过综合转诊医院来获得必要的治疗，然而并不是所有的基础卫生区都有综合转诊医院，因此医疗卫生机构覆盖率不足的问题可能导致传染病防治工作的拖延与滞后。另外，刚果（金）卫生部门没有制定医疗卫生基础设施的建筑标准，这造成刚果（金）许多初级医疗卫生机构没有得到应有的修缮，尤其是那些用土坯材料建设而成的医疗卫生机构，基础设施的老旧化严重影响了刚果（金）传染病防治体系的有效性。

第二，医疗卫生人力资源问题。一方面，刚果（金）医疗卫生人员的培养体系和方向并不均衡，根据2017年《刚果（金）医疗卫生人员年鉴》的统计数据，当年刚果（金）共有478所具备医学教育资格的学校和研究机构，其中145所隶属于国家行政体系，164所由宗教团体筹办，169所属于私营机构创立。① 但近年来医学教育机构的数量增长过快，导致许多教育机构的教学条件较为简陋，无法为社会提供高水平的医疗卫生人员。另外，刚果（金）目前的医学教育体系以护士培养为主，造成其他类型的医疗卫生人员较为稀缺。由此对于传染病防治工作来说，专业人才的供给不足始终是刚果（金）卫生部门面临的重大难题。不仅如此，由于目前医疗卫生人员还是主要集中于金沙萨等几个大城市，许多农村偏远地区的传染病防治工作难以有效开展，即使卫生部门出台了相关的激励政策，仍然没有改变城乡失衡的局面。

---

① Annuaire national des ressources humaines de la santé 2017.

第三，传染病药品管理问题。不同于普通疾病，传染病治疗所需药品或疫苗都较为特殊，而且它们需要的储存条件也相对较高。刚果（金）政府搭建的药品供应系统运转不畅，导致该国在药品获取、运输、管理和有效使用等方面存在严重障碍。不仅各级医疗卫生机构对传染病特效药的需求与供应无法匹配，而且地方药品管理机构也缺乏处理传染病药品的基础条件和专业知识，即便是省级医疗卫生系统也时常没有稳定的供应链和储藏条件，导致传染病药品没有得到充分而有效的利用。甚至政府部门还没有建立起完善的药品检验和监管政策，目前刚果（金）的药品市场已经出现假冒伪劣产品，这些产品有的是通过走私的方式进入刚果（金），有的则由本国投机商人制造而成。

第四，卫生部门的行政管理问题。随着刚果（金）行政体制改革的进程加快，各级医疗卫生管理部门也面临机构调整的风险。缓慢的机构改革造成刚果（金）传染病防治工作未能有效整合各方力量，例如刚果（金）卫生部门希望改革医学教育体系，但是它们与刚果（金）教育部门之间对此问题的立场存在差异，从而影响了医疗卫生人员的供给；另外刚果（金）传染病防治体系存在大量的临时聘用人员，由于缺少必要的社会保障，这些临时聘用人员的工作积极性受到影响，他们的离职率也相对较高，为了解决这一问题，卫生部门与财政部门进行过沟通，但基于刚果（金）的国家财政状况，非编制的医疗卫生人员无法进入既有社会保障体系中。

4. 中国与刚果（金）医疗卫生合作建议

1960 年刚果（金）独立后，中国政府立即予以承认，但刚果（金）领导层的更迭导致双方的外交关系一度中断，直到 1972 年 11 月 24 日，中国与刚果（金）才实现外交关系正常化。此后，在两国历任领导人的共同推动下，中国与刚果（金）的友好合作关系得以巩固和发展。基于双边关系的现状，中国与刚果（金）在医疗卫生领域具有广阔的合作空间。

首先，中国应帮助刚果（金）培养高水平的医疗卫生人才。早在1973年中国就已经向刚果（金）派出医疗队，1997年受刚果（金）武装冲突的影响，中国医疗队撤离该国，随着刚果（金）国内局势的逐步稳定，2006年中国重新向该国派遣医疗队，至今中国已经向刚果（金）派出19批医疗队累计503人次。中国医疗队不仅能够为刚果（金）人民提供高质量的医疗卫生服务，而且还能近距离地帮助刚果（金）医疗卫生人员提高专业水平。此外，中国还可以设立专项奖学金，邀请刚果（金）品学兼优的医学人才前往中国进行深造。

其次，中国可以帮助刚果（金）实现医疗卫生基础设施的现代化。作为非洲基础设施建设的重要参与者，中国有能力为刚果（金）建造先进的医疗设施。在“一带一路”与中非合作的框架下，刚果（金）可以通过中方的基础设施融资机制来邀请中国有关企业参与其医疗卫生基础设施的更新换代工作。另外，中国也可以定期向刚果（金）捐助和出售用于传染病防治的医疗设备。

最后，中国与刚果（金）应在全球卫生治理中加强协调。中刚两国同为发展中国家，双方在全球卫生治理中具有一致的利益诉求。由此，中国与刚果（金）应充分利用联合国和世界卫生组织等国际平台，通过制定规范和法律等途径为发展中国家发声，以构建更为平等和有效的全球卫生治理机制。

（二）坦桑尼亚[①]传染病防治与卫生合作建议

1. 坦桑尼亚医疗卫生体系的历史与概况

坦桑尼亚共和国（The United Republic of Tanzania）位于非

① 文中坦桑尼亚指坦桑尼亚地区，包括桑给巴尔，https：//wwwnc.cdc.gov/travel/destinations/traveler/none/tanzania。

洲东部，由原英殖民地坦噶尼喀（Tanganyika）及桑给巴尔（Zanzibar）及附近20多个小岛于1964年联合成立。坦桑尼亚是一个以农牧业为主的国家，平年粮食基本自给，工业生产技术低下，日常消费品需进口。2019年人均GDP为1097.6美元，人类发展指数仅为0.528（2018年），世界上排第159位，是联合国所宣布的世界最不发达国家之一。近十年来，由于坦桑尼亚政局稳定，国家制定了明确的经济发展目标，国外的经济援助较多，经济发展比较平稳，GDP增长速度保持在7%左右。但是其经济结构单一，基础设施落后，发展资金和人力资源匮乏，长期阻碍经济发展。

坦噶尼喀与桑给巴尔自独立后，才开始发展全国范围内的医疗卫生事业，建立起初级卫生保健体系。首先设立涉及人数众多的农村卫生事业和预防工作，建立农村医疗防御体系，主要是发展农村卫生中心和诊所。1967年，“乌贾马社会主义”政策后，医疗卫生事业得到了快速的发展，制定了初级卫生保健计划，其重点在于实现基础的医疗服务以促进农村发展。主要医疗服务机构包括公立医院以及私人和教会医院。公立医院为工人、农民和政府工作人员提供免费的医疗。私人和教会医院以及其他医疗机构收费自定。1977年，国民议会通过了《私人医院法》，政府对私营医院诊所实行了国有化改革，但由于中央政府财政负担能力不足，地区医疗服务所需要的国家财政支出一直在减少。此后又受到政府紧缩的财政政策的影响，服务部门的预算被大大压缩，使得医院、医疗中心和诊所因经费缺乏难以维持正常的运转。1990年，政府制定《医疗卫生发展计划（1990～2000）》。计划提出，动员、组织和协调全社会的力量，建立服务全民的医疗系统。1993年废除了免费医疗，开启医疗费用共担的时代，虽然在一定程度上缓解了医疗困境，但也因资金不足使得坦桑尼亚过度依赖外援，普通民众难以负担高昂的医疗费用，而使全民的健康水平受到严重的影响，也使得传染病的防治能力不足，疟疾、肺结核和霍乱等常见的传染病的发病率增高。21 世纪后，受国际援助增加的影响，坦桑尼亚医疗卫生部门的改革和发展获得了多方的医疗资源、技术和资金支持，医疗卫生系统逐渐完善和发展，兴建了一大批医疗卫生机构。桑给巴尔地区在 2000 年后实施《桑给巴尔减贫计划》，明确推出恢复和发展城乡医疗卫生设施，能够提供安全的饮用水，提高人均寿命，降低人口死亡率。之后，政府追加了区域内医疗卫生预算，推动了桑给巴尔地区医疗卫生事业的发展。

2. 坦桑尼亚传染病防治的现状与特点

坦桑尼亚的卫生系统从社区到国家各级都建立在金字塔结构组织上。这种金字塔结构的基础是初级卫生保健部门，包括基于社区的医疗保健服务、药房、保健中心和地区医院。基于社区的卫生服务侧重于健康促进和疾病预防。在地区一级，医院为从社区医疗机构转移的患者提供服务。区域和国家医院提供先进的医疗保健，并且还充当教学医院。坦桑尼亚卫生部（MoHCDGEC）负责全国卫生医疗体系的管理工作。总统府地区行政和地方政府（PORALG）协调并监督地区和理事会一级的健康机构。区域卫生管理机构（RHMT）负责监督、监视和建设地方医疗卫生系统。

坦桑尼亚实行全民免费医疗。2001 年，坦桑尼亚政府开始建立国家医疗保险基金，只有参加工作的人才有医保，费用从工资里扣除，雇主与雇员各交一半的费用，医保可供全家人使用。但医院的药品数量及品种有限，很多药品需要患者到私营药店里去购买，相关费用由个人承担。

2008 年，坦桑尼亚成立了流行病学和实验室培训计划（TFELTP）。TFELTP 的目标是培养医疗服务专业人才，以提高国家进行疾病监测、管理国家疾病控制和预防计划的能力，并加强对监测、诊断、治疗的实验室支持能力。并于2015年和2016年逐步建立了三级TFELTP体系，包括高级、中级、前线。TFELTP加强了各级流行病学和实验室管理能力，以及时应对新出现的疾病和持续的公共卫生威胁的需求，进而逐渐发展成为坦桑尼亚监测和响应系统的支柱。另外，坦桑尼亚27个地区的130多家医院、保健中心和大批量药房使用社区医疗保健拓展平台（Extension for Community Healthcare Outcomes，ECHO）的电话会议进行教学。ECHO虚拟会议涵盖各种主题，包括艾滋病毒和结核病临床护理以及其他关键举措。ECHO项目利用电话会议在参与者和主题专家之间通过基于案例的学习和知识共享进行教学。

当前，坦桑尼亚全国共有公立医疗机构约3600个，私立医疗机构约2000个。全国共有病床2.6万张。医生与人口比例为1：64000，远低于世界卫生组织建议的1：10000。据世界卫生组织统计，2016年坦桑尼亚全国经常性医疗卫生支出占GDP的4.14%，按照购买力平价计算，人均经常性医疗卫生支出111.98美元；2017年，预期寿命为64.48岁①。

总体而言，坦桑尼亚不仅缺医少药，而且医疗水平发展很不平衡。医学尖端人才主要集中在其最大城市达累斯萨拉姆市的穆希比利医院，该医院为综合性医院，有2700多名职工，其中医生300名、护士900名，并配备了核磁共振、电子计算机断层扫描（CT）、彩超、罗氏大型自动化分析仪等大型先进设备。而其他医院缺医少药现象普遍存在，尤其缺乏专科医生。

当前，坦桑尼亚常见和高发的传染病主要有以下几种。

（1）疟疾。坦桑尼亚的第一传染病为疟疾，每年约有10万人死于疟疾，主要传播途径是蚊子叮咬。疟疾是非洲国家传播广泛、致死率高的疾病，幼儿和孕妇受影响最大。坦桑尼亚主

---

① http：//www.mofcom.gov.cn/dl/gbdqzn/upload/tansangniya.pdf.

要以实施疟疾预防和控制干预措施进行防治疟疾，包括持久的杀虫蚊帐和室内残留喷洒杀虫剂，预防妊娠期疟疾，以及改善诊断和病例管理。

（2）艾滋病。坦桑尼亚的第二大传染病是艾滋病，艾滋病人占人口的比例为5%—10%。2017年，一项全国家庭调查的结果发现，坦桑尼亚15岁及以上的艾滋病毒感染者（PLHIV）中只有61%知道自己感染艾滋病毒的状况。据估计，卡盖拉和姆万扎地区尚未确诊的艾滋病毒感染者人数最多。在坦桑尼亚，由于受传统观念的影响，许多人不愿意进行艾滋病血液检测，影响了政府对病情的掌握。青壮年是受艾滋病影响最严重的群体。其中，25—49岁的青壮年占新发现艾滋病人的70%。80%的艾滋病感染者源于异性间性行为，最容易感染艾滋病的人群主要包括：毒品注射者、男同性恋、流动人口和性工作者①。

在艾滋病的防治方面，从2001年起，坦桑尼亚政府制订了艾滋病防治的国家计划。坦桑尼亚卫生部与疾病预防和控制中心（Centers of Diesase Control and Prevention，CDC）合作，增强了艾滋病毒检测、预防和治疗服务，提升了坦桑尼亚政府卫生系统防治能力。此外，CDC为坦桑尼亚的实验室系统提供技术援助和支持，以提升实验室检测能力。坦桑尼亚艾滋病防治措施除了推广抗逆转录病毒药物、推广安全套、增加妇女及其婴儿早期HIV检测的机会、进行艾滋病毒和性传播感染的检测和咨询，还运用现代化的技术手段增强艾滋病的防治能力，减少艾滋病的蔓延。如移动医疗（mHealth）技术，创新的移动医疗计划有望改变坦桑尼亚的结核病和艾滋病防治工作。2020年，有近17万名成人和儿童接受了挽救生命的抗逆转录病毒治疗。

（3）霍乱。霍乱是坦桑尼亚最常见疾病之一，霍乱的主要

① 裴善勤、钱镇：《列国志·坦桑尼亚》，社会科学文献出版社2019年版，第270页。

致病原因是安全饮用水和环境卫生获得性受限。饮用水供应机构缺乏实施定期开展水质检测和评估的能力。另外由于习俗和迷信造成个人卫生习惯不良，贫穷家庭缺乏卫生基础设施。

霍乱防治方面，坦桑尼亚政府向居民提供医疗帮助并普及卫生健康知识，运用互联网和手机等现代化的手段多渠道宣传科普，提升人们注意环境卫生和个人卫生的意识。不断改善供水和卫生等基础设施，为公民提供安全饮用水。提倡口服霍乱疫苗和患病及时就诊。另外增加政府财政投入，包括接受国际援助等提高疫情监测能力，及时做到事前防控。

（4）肺结核。坦桑尼亚在非洲结核病负担最高的国家中排名第6，在全球国家中排名第22。此外，结核病仍然是该国5岁及以上患者住院和死亡的十大原因之一。肺结核一直是坦桑尼亚人的致命困扰，尤其是在人口居住密度高的地区。由于受艾滋病蔓延的影响，肺结核的发病率也呈增长趋势。坦桑尼亚在2001年实施了五年防治肺结核计划，运用移动医疗应用进行结核病自我筛查和患者治疗。该计划是在坦桑尼亚卫生部的国家结核病和麻风规划以及其合作伙伴结核病基金会（KNCV）的领导下，由坦桑尼亚移动医疗发起。移动医疗技术提升了在一般人群中识别结核病患者的能力，为结核病感染患者提供详细的治疗方案。自2018年9月推出以来，有超过164018人完成了结核病自我筛查评估，超过7657人参加了结核病意识信息服务。此外，450名医疗保健提供者接受了该应用程序的培训①。

3. 坦桑尼亚传染病防治中存在的问题

当前，坦桑尼亚的医疗卫生体系主要存在以下三大问题。

第一，财政资金短缺。现在的医疗卫生主要是政府任务，

---

① CDC, https://www.cdc.gov/globalhivtb/who-we-are/success-stories/success-story-pages/tanzania-mhealth.html.

医疗机构的恢复与发展、医务人员的工资与福利、医疗设备与药品的采购，均由坦桑尼亚政府负担。而自2013年后，坦桑尼亚政府面临着财政赤字，对其医疗卫生事业的发展无疑是雪上加霜。目前，在坦桑尼亚的众多公立医院中，基础设施建设和诊疗设备严重缺乏，普遍面临着缺医少药及医疗设备短缺、落后的局面，甚至连日常需要的纱布、麻醉药品都供应不足。

第二，医生、护士和其他医务人员严重短缺。坦桑尼亚医疗机构的恢复和发展，需要大量的医生、护士及医务人员，一方面，限于坦桑尼亚地区自身教育水平，自身培养的优秀医务工作人员有限；另一方面，由于坦桑尼亚地区的医院特别是公立医院的待遇水平较低，尤其是显著低于东非地区的其他国家，故其医疗人才流失现象非常严重，除坦桑尼亚最大城市达累斯萨拉姆医疗人才较集中，其他地区的公立医院中，普遍缺乏技术过硬、经验丰富的医生。

第三，人均医疗卫生经费低，民众普遍较为贫困，特别是在农村地区，很多人无钱看病，妇女和幼童的健康得不到保障，严重影响了坦桑尼亚人口的健康水平。更兼有营养不良，也是坦桑尼亚人容易感染疾病和疾病的致死率高的主要原因。即便在2000年之后坦桑尼亚推行了全民医保，但是由于坦桑尼亚地区贫困人口众多，很多居民在生病后拒绝前往医院治疗，直至疾病变得非常严重，还有一些病人在医院长期拖欠医疗费，甚至因此从医院中逃跑。

4. 中国与坦桑尼亚医疗卫生合作建议

自1964年8月起，江苏省开始向桑给巴尔派遣医疗队，这也是全国第一支以省为单位派出的援外医疗队。① 1968年，根

① 该医疗队的医护人员全部由江苏省医务人员组成，是第一支完全由单个省的医务人员组成的援非医疗队。

据党中央和国务院部署，山东省向坦桑尼亚派出了由43名队员组成的第一支医疗队，这支医疗队主要在坦桑尼亚大陆地区开展工作。江苏医疗队与山东医疗队自20世纪60年代派出以来至今从未间断，为增进中坦友谊发挥了不可替代的作用。至今，坦桑尼亚依然保持着由中国两个省份（江苏省和山东省）组织外派医疗队的状况。

（1）加强中坦专业医疗机构合作

坦桑尼亚联合共和国主要分为两部分：作为坦桑大陆部分的坦噶尼喀地区和以海岛为主的桑给巴尔地区。坦噶尼喀于1961年脱离英殖民统治，建立起独立国家；桑给巴尔地区于1964年取得独立，正式成立“人民共和国”。同年9月桑给巴尔与坦噶尼喀正式联合组建成为坦桑尼亚联合共和国。坦噶尼喀与桑给巴尔地区在独立后立刻获得了中国在外交上的承认，并与中国建立了外交关系。自1964年8月起，江苏省受卫生部委托，开始承担向桑给巴尔派遣医疗队的任务。1967年11月，坦桑尼亚卫生代表团访华，同中国政府签订了中国派遣医疗队赴坦桑尼亚工作的协议。

1964年江苏援桑医疗队来到桑给巴尔岛，根据双方友好协商，首先是在桑给巴尔的列宁医院［今为纳兹摩加医院（Mnzazinmoja Hospital）］工作。1969年，中国政府应坦桑政府的要求，无偿援助人民币80万元在桑给巴尔的第二大岛奔巴岛援建了阿卜杜拉·姆齐医院（Abdulla Mzee Hospital）。1970年，江苏援桑医疗队又派出一个小组，前往奔巴岛上的阿卜杜拉·姆齐医院提供综合性医疗服务。自此之后，江苏援桑医疗队分为两个分队，一支在桑给巴尔岛的列宁医院工作，另一支在奔巴岛的阿卜杜拉·姆齐医院工作。江苏省援桑医疗队人数最多时为44人，而从第18期开始人员固定为21—22人。

1968年，山东省第一批援坦桑尼亚医疗队，由43名队员组成，分布在马拉省、姆特瓦拉省、多多马省、达累斯萨拉姆市的10个医疗点工作。医疗队规模最大时，人数达84人，分布在14个医疗点。自1982年起，医疗队开始调整，缩减人员和医疗点数量，医疗队也固定为每两年轮换一次，从第16期开始人数固定为25人。山东医疗队至今共计派出1068人次，目前医疗队员都是硕士研究生以上学历，从事的专业涵盖麻醉、小儿心脏介入、重症监护、骨科、心脏重症监护、成人心脏外科、小儿外科等。2018年10月29日，中国驻坦使馆、山东省和坦卫生部联合主办“中国向坦桑尼亚派遣医疗队暨中坦卫生合作50周年纪念”活动，回顾总结了山东省和坦桑尼亚长达半个世纪的医疗卫生合作成果，明确了今后扩大友好合作的方向，深化了中坦传统友谊。

中国除了派遣医疗队，还鼓励专业医疗机构开展合作。由于坦桑尼亚面临卫生人力资源短缺的问题，专业医疗机构开展合作除了可以增强坦桑尼亚医疗服务的能力、提升科学防控和治疗疾病的水平，还可以为各医疗领域的医疗人员提供培训机会。探索把援助、研究和培训融合为一体的医疗合作模式，增强坦桑尼亚医疗卫生人力资源内部供给的能力。

（2）拓展中药治疗艾滋病方面的合作

中坦两国在中医、中药治疗艾滋病方面的合作，至今已经进入第六个合作期。恰逢中国中医药服务走向世界的新时期，应拓展中坦两国在中医和中药的合作空间。首先，加强在坦桑尼亚宣传和推广中医，让更多病人和医生了解中医。其次，加强中国医药产品的国际认证，推动中国的医药产品“走出去”步伐，在这方面，中医药前景广阔、大有可为。最后，中国医药研究机构还可以与当地医院合作，联合研发坦桑尼亚本地草药，并应用到当地医疗活动中。

（3）开展制药工业领域融资合作

中非工业合作基金和中非发展基金等机构可以考虑设立专门基金，延伸对坦桑尼亚等非洲国家的制药工业领域融资服务能力，发挥中国加工制造业的优势，加强中坦医药领域的产能合作，实现坦桑尼亚当地急需且需求量大的医疗物资的本地化生产。具体做法可以灵活多样：一是中国可支持医药企业和防护、消毒、清洁用品企业在坦桑尼亚投资设厂，非洲的中国工业园可以为这类企业创造政策支持环境；二是通过融资服务助力坦桑尼亚制药工业。改善坦桑尼亚的药物和设备的可获得性，促进中国医药产品出口坦桑尼亚与帮助坦桑尼亚提高卫生医疗用品的本地产能相结合，增强坦桑尼亚自身的供应和生产能力，尤其是防治传染病的药品和疫苗。

（4）建立传染性疾病专业合作机构

建立传染性疾病专业合作机构，增强科学研究能力，根据当地条件和环境更有效地应对坦桑尼亚传染性疾病，共同研究、交流互鉴。改善坦桑尼亚在人才技术方面的缺乏，对坦桑尼亚医疗系统管理者、医护人员、技术人员、科研人员等提供支持与培训，尤其是培养一批坦桑尼亚紧缺的基层医疗服务机构的技术人才。在培训方法上，应该将专业合作机构就地培训与来华培训相结合，以及充分利用互联网技术，实现线上的升级培训项目，为坦桑尼亚培训具有较高服务水平和服务能力的医疗专业人才。此外，要结合当地的医疗卫生或疫情发展的实际情况增强知识共享，促进双方机制化的经验交流。同时因地制宜，利用信息技术手段建设一批远程教育中心、医疗中心、知识中心等，开展相关的远程培训活动。

（5）重点援助坦桑尼亚农村贫困地区初级医疗服务机构

鉴于目前坦桑尼亚传染病防治体系中初级医疗保障体系最为薄弱而且涉及人员数量最多，中坦合作应重点援助坦桑尼亚农村贫困地区，帮助健全初级医疗服务体系。在充分进行援助评估和规划的前提下，一方面对坦桑尼亚农村地区的基层医疗卫生服务体系进行建设，特别是援建一批基层农村医疗点、卫生站和医院，并捐赠相应的器械、设备等；另一方面，对该区域内的一些高发传染病进行专项防治工作，可以组织中国医疗队参与相关传染疾病的筛查工作，发放相关的药品、疫苗以及相应的物资，阻断传染病传播链条，保护易感染人群。

（6）拓展环境治理服务合作

许多疾病的传播周期受到热量、湿度和降雨模式等自然环境因素的深刻影响。例如，导致疟疾的寄生虫和传播疟疾的蚊子都对气候变化高度敏感；霍乱往往与大量降雨和洪水有关，干旱导致水安全和食品卫生问题也可能使霍乱流行；过去五十年间，全球登革热发病率上升了30倍。加强在应对环境变化和环境治理方面的合作，从根本上改善坦桑尼亚当地居民的居住和生存条件，减少传染性疾病的发生率。自2015年以来，在中国国家卫健委和中英全球卫生项目的支持下，中国和坦桑尼亚联合开展了疟疾防控试点项目，取得了丰硕成果。今后，随着中坦间医疗卫生合作的深度开展，相关合作项目预计会进一步增加。

五　南部非洲传染病防治与卫生合作建议

此章以南非为例对南部非洲传染病防治及建议进行阐述。

（一）南非医疗卫生体系的历史与概况

南非的近代史是一部与种族隔离斗争的历史，南非的卫生体系变迁与国家历史一脉相承，分为种族隔离实施前、种族隔离时期与后种族隔离时代。

种族隔离实施前。1652 年南非沦为殖民地，开始了长达 300 年的殖民地时代。在这个时期，南非卫生系统吸收借鉴了宗主国很多先进的经验，在卫生领域开展了许多有益的做法。19 世纪之前，南非便开始建立专门的部门以应对健康问题。1807 年，南非通过立法建立了历史上第一个健康监督委员会以监督殖民地居民健康状况。1883 年，南非开始对天花进行强制性接种免疫。这一时期南非卫生状况的恶化和复杂化主要是由于殖民者的入侵，把欧洲大陆的传染病带入了非洲大地，比如梅毒、天花、肺结核等。因此，为应对外来病毒的广泛传播，南非殖民地政府在公共卫生方面做了很多有益的尝试，但也主要是面对欧洲移民，针对土著居民的医疗服务则十分稀少。殖民政府对南非的统治政策，导致这些地区的传染病十分肆虐。为应对这种情况，当时的联邦政府开始有计划地建立卫生体系，1910

年在四个省试点统一的医疗服务政策，并在1919年建立起每个主管的政策部门。1942年南非开始实施面向全国统一的医疗保障体系，并在卫生状况糟糕的地区建立起社会医疗保险。

1948年，南非右翼政党上台，南非进入种族隔离时代。右翼的国大党上台后，政府将大约300万黑人迁移到仅占国土面积12.7%的班图斯坦地区，① 整个国家在经济、社会、文化、教育等所有层次实行双轨制的种族隔离政策。1952年，南非政府建立了以黑人学生为主的卫生学校，以改善黑人居住区的医疗服务人才供给不足的状况。在班图斯坦地区建立起了教会性质的医疗机构，这些机构成为班图斯坦医疗服务的主体；继而政府继续推行碎片化的医疗服务体系。这些措施在一定程度上改善了南非的卫生状况，每名医生的服务量从1948年的2427人下降到1976年的1721人。但由于采取种族隔离政策，黑人能够得到的医疗卫生资源相当匮乏，尤其是财政资金的供给不足使得医疗机构运营困难。在20世纪70年代，在班图斯坦地区，每名医生的服务人数是15000，而在白人地区，仅仅是1700人。这个时期，南非的私人医疗机构得到了极大的发展。20世纪80年代，约有40%的医生供职于私人卫生机构。这时期，形成了困扰南非卫生系统的长期性难题：艾滋病和结核病、孕妇/新生儿/儿童高死亡率、非传染性疾病和暴力伤害。

1994年，在南非人民不懈的抗争之下，实现了第一次全民平等的普选，并在法律上实现了男女平等。新上台的民选政府重点关注医疗保障的公平性问题。这一时期，南非的卫生支出占GDP的8.5%，与同等收入水平的国家相当。然而大多数的投资和卫生人力资源流入私人医疗机构，造成南非的公立医院

---

① 班图斯坦是南非实行种族隔离的标专性产物。其独立的部落形式出现，在南非白人全面的统治下，国家四分之一的人口生活在仅占国土面积12.5%的土地上，白人占其87%的国土。

的发展几乎停滞，私立医疗机构得到了极大地发展，使南非健康不平等状况更加恶劣，影响整个国家卫生体系的有效运转。

1996年，新上台的南非国大党开始有计划地提高国民健康状况。首先，6岁以下儿童和孕妇开始享受免费的初级卫生保健，同时倡导合理生育，并将堕胎合法。1996—2008年，南非政府有步骤地在传染病防治等方面做出努力，并取得了显著的成果。国家对卫生领域的投资占GDP总额比重达8.9%，远高于同等发展水平的国家，建立了面向全民的免费医疗保险、面向正式工人的社会医疗保险，形成了以公共医疗保障和私人医疗保险共同运行的医疗保障体系。但在长期积累的社会问题之下，国内的巨大医疗服务不平等现象积重难返。严重的健康不平等和复杂的碎片化医疗体系对南非经济社会的发展造成了巨大的障碍，建立统一、平等的医疗卫生体系势在必行。

2008年，南非医疗保障绿皮书（National Health Insurance in South Africa Green Paper）出台，建立起覆盖全体国民的国家卫生保障体系（NHI）。这是南非国家历史上里程碑的事件，标志着南非彻底打破了种族隔离制度，形成统一、公平的卫生体系。

（二）南非传染病防治的现状与特点

2019年，南非人口5855万人，其中黑人占80.7%，白人占7.9%，其他有色人种和亚洲人占11.4%。① 南非贫富差距悬殊，种族间收入差距明显，呈现二元化的经济和社会结构。南非在1994年取消种族隔离政策后，建立起了统一的医疗卫生体系。政府对全体国民提供收费低廉的公立医院服务，同时允许制订私营医疗保险计划，能够承担较为昂贵的私立医院服务。

---

① 2019年，南非统计局（Stats SA）统计。

南非的卫生体系在筹资方面，以国家、单位和个人共同出资，国家在2012年出1250亿兰特，并计划在2025年达到2550亿兰特，这相当于其国民收入总额的8.5%。南非的卫生体系资金主要用于，一是重新设计初级卫生保健，建立以区域专家卫生团队为基础的区域性医疗机构、以卫生学校为基础的初级卫生保健护理服务和以市区病房护理为基础的初级包间护理；二是培育卫生技术人才；三是改革医疗保障收益方式，以公立医院和私人医院利用的方式，建立四级医院体系，并通过转诊方式降低医疗费用，提高医疗服务效率；四是在支付方面，以人头付费；五是改革医院体系，出台针对医院准则的具体文件，并在医院建立类似于商业公司性质的管理机构。[①]

南非民主政府建立以后，颁布的卫生宪章保证建立一个公平、高质量的卫生服务体系。从1994年开始，公立医院由9个省级卫生行政部门管理，省级行政部门将部分预算下拨给地方当局以提供基本医疗服务。2003年南非国家卫生法案，建立了一个层级更为明确的行政框架，划分国家、省和地方卫生当局的权力和功能，强调建立和运行公立和私立卫生服务机构，保护患者的权利。国家卫生署负责全国层面的卫生保健，尤其是公立医院提供的服务。

南非在应对传染病的方面，已有较好的防御方法和措施。如疟疾、黄热病和霍乱等，一是提高疫苗接种率以积极减少传染病的暴发率；二是找到致病的根源，从根源上解决传染病暴发的可能性，为公民提供生存和基础生活的必要条件，降低传染病的致死率。对于未通过有效医学途径防治的疾病，如艾滋病、埃博拉病进行有效的隔离手段，实施监控措施，采取人员隔离方式以防治传染病的传染。

南非作为中等收入国家，是非洲经济最发达的国家，但是

---

① http://www.health.gov.za/.

公共卫生体系依然面临经费和设施不足的问题。在传染病防治方面，依然还面临很多难题。南非国内现阶段主要的挑战在于传染病防治与慢性病防治病治疗共存、社会保障体系严重不公平、黑人医疗保障不健全以及医疗资源短缺等问题。黑人与白人之间、城市和农村地区存在巨大的医疗资源分配不合理问题，城市地区集中了 90% 的医疗资源，广大农村地区，特别是黑人居住区，医务人员和医疗机构匮乏，造成传染病防治事前预防能力和事后应对能力严重不足。

当前，南非传染病主要有以下几种。

1. 艾滋病。南非艾滋病的防治经费主要依靠政府财政资金投入。艾滋病严重削弱了南非公共卫生体系的质量，五分之一的南非人感染艾滋病，约 80% 的艾滋病防治费用由南非政府投入。2017 年，南非艾滋病防治总费用为 20 多亿美元，其中本国政府投入 15.5 亿美元，国外资金的援助力度也较高，例如美国总统艾滋病救济紧急计划（United States President's Emergency Plan for Aids Relief, PEPFAR）投入 4.1 亿美元，抗艾滋病结核和疟疾全球基金（The Global Fund to Fight AIDS, TB and Malaria, GFATM）投入 7000 万美元。

南非国家艾滋病委员会（SANAC）是南非艾滋病防治工作跨部门的领导机构。该委员会是由政府、社会组织和私营部门组成，制定全国防治策略和政策，领导国家艾滋病战略规划的有效实施。该委员会由南非副总统担任主席，并由一名民间组织的主席担任联合主席。政府部门的成员由部长和省长参加，社会组织的成员由 18 个代表不同群体的社团负责人参加，例如感染者团体、劳工团体、宗教团体、青年团体、医务人员、研究机构、人权组织等。联合国艾滋病规划署是唯一一个参与 SANAC 全体会议的联合国机构。该委员会覆盖全国 9 个省和 52 个区，在省级和区（市）级均设有相应的委员会，分别由所在地省长和区（市）长主持。2017 年 3 月 31 日，SANAC 通过了第四个国家艾滋病、结核病和性传播疾病防治规划，即《国家艾滋病、结核病和性传播疾病防治战略规划（NSP 2017－2022）》，设立了八项目标。第一，加强预防工作，减少新发艾滋病、结核病和性传播疾病；第二，提供治疗、保健服务，提高依从性，降低发病率和死亡率；第三，为关键人群和脆弱人群提供有针对性的干预措施；第四，解决艾滋病、结核病和性传播疾病防治的社会和机制障碍，并与国家发展规划（NDP）相结合；第五，维护患者人权；第六，加强防治工作领导能力和责任感；第七，调动资源，巩固防治成果，确保可持续发展；第八，加强信息化建设，实现防治目标。

南非艾滋病防治措施包括推广抗逆转录病毒药物、推广安全套、进行艾滋病毒和性传播感染的检测和咨询、降低艾滋病母婴传播的比例。联合国艾滋病规划署 2014 年提出，到 2020 年实现 90% 艾滋病毒感染者自己知情，90% 确诊艾滋病毒感染者获得抗逆转录病毒治疗，以及 90% 接受治疗者体内病毒受到抑制的目标。目前，南非已完成第一个 90% 的目标。从 2019 年 4 月到 2020 年 3 月，南非有 1800 多万人进行了艾滋病毒筛查和检测，超过政府制定的 1400 万人的年度目标。同时，73% 的感染者获得持续治疗，88% 的受治疗者体内病毒受到抑制，病亡人数下降了 60%。① 自 2004 年起，南非政府向艾滋病毒感染者提供免费药物。据南非卫生部门的数据，政府每年在此项目上支出的费用高达 15.4 亿美元。南非科学家在针对女性的抗逆转录药物研究方面已取得突破，将有效降低女性感染艾滋病的概率。其他措施还包括减轻毒品的危害，包括注射设备和吸毒用具等可能带来的艾滋病毒感染等。

2. 疟疾。疟疾是在非洲大陆流行范围最广、传染人数最多的传染病，“2020 年，非洲地区的疟疾病例为 2.28 亿，占全世

① 《人民日报》2020 年 12 月 14 日 16 版。

界的 95% ①”。南非防治疟疾成效显著，虽然在疟疾高发地区的感染率已降至 1‰以下，但疟疾依然是南非传染病防治中长期内不能忽视的问题。疟疾的病媒控制是预防和减少疟疾传播的主要途径。世界卫生组织建议两种行之有效的控制病媒措施，是药浸蚊帐和室内滞留喷洒杀虫剂；疟疾的治疗方法则是以青蒿素为基础的联合疗法。

南非制订了疟疾防治计划，包括增加财政专项拨款、加强国际合作和采购防治疟疾药品和灭蚊杀虫剂、向孕妇和 5 岁及以下儿童发放浸药蚊帐等具体举措，并由卫生部门主导牵头实施。南非在疟疾防治方面主要采取了以下措施：消灭传播疟疾病毒的蚊子；改善民居的卫生条件；加大宣传力度；对感染者采取积极的治疗措施；社区进行筛查和检测，社区使用杀虫网，室内喷洒杀虫剂；等等。

3. 黄热病。预防黄热病首先要做到病媒控制，黄热病在非洲是由蚊子叮咬传播的。清除潜在的蚊子繁殖场所，开展灭蚊运动，通过减少皮肤暴露和使用驱蚊剂预防个人被蚊子叮咬，可以降低黄热病传播风险。其次，疫苗接种是预防黄热病的最重要手段。黄热病可造成破坏性极强的疫情，通过大规模疫苗接种运动可预防和控制。黄热病疫苗一剂足以提供抵御该病的终生保护，无须续种疫苗，这是疫情控制的主要手段。为了防止这种疾病输入，南非积极推广疫苗接种，努力消除黄热病。通过大规模疫苗接种运动和常规免疫规划来保护高危人群，迅速控制疾病疫情，防止疫情进一步向其他地区传播。南非同大部分非洲国家一样在发放签证之前要求提供黄热病疫苗接种证明。

4. 霍乱。南非对于霍乱的防治多管齐下，一是大力加强以

---

① World Health Organization World malaria report 2021, http: //who. int/teams/globlal-malaria-programme/reports/world-malaria-repore-2021.

预防肠道传染病为重点的宣传教育，养成良好的个人卫生习惯，对于预防霍乱至关重要，把住“病从口入”这一关，以实现霍乱的有效预防。二是提供安全饮用水和卫生设施。这对于控制霍乱和其他水源性疾病的传播至关重要。三是开展社会动员、治疗和口服霍乱疫苗，积极接种疫苗有效预防和控制霍乱的暴发和蔓延。控制霍乱疫情并在已知存在霍乱高风险的地区开展防病工作。

5. 埃博拉。埃博拉病毒通常由血液和其他体液传播，可导致埃博拉出血热。埃博拉出血热的主要症状为高烧、头痛、关节与肌肉疼痛、喉咙痛、虚弱、腹泻、呕吐与胃痛等，死亡时会口鼻流血。这种病毒是人类迄今发现的致死率最高的病毒之一，目前尚无有效疗法。南非在诊断和治疗病毒性出血热方面拥有丰富经验，并且在非洲大陆拥有唯一的 BSL－4 高级别安全性实验室，专门对高致死率病毒进行研究。南非还建立了国家级和省级的疾病暴发应急治疗小组，一旦发现疑似病人，可立即赶赴现场。在尚无特效药的情况下，埃博拉疫情的控制有赖于将一系列干预措施落到实处，包括病例管理、监测和接触者追踪、安全埋葬及社会动员，社区参与对疫情的成功控制十分重要。南非卫生部门与利益攸关方合作制订并实施了详细的防疫计划。该计划包括利益相关者之间的协调会议、风险沟通、返回旅行者和其他高风险人员（包括军事人员）的筛选检测，感染预防和控制培训以及设备的提供和加强实验室诊断能力。包括增加基层工作人员数量、及时为监控追踪行动支付费用、在农村地区设立监控站、提高监控投入、扩大电信网络覆盖面以加强社会动员、加强利用当地团体及个人资源、组织对居民区进行隔离。

南非约有 360 家省级公立医院、344 家私人医院。南非政府规定：所有公立医院都有义务无偿地为穷人、老人、孤儿、残疾人员提供免费诊治，由卫生部统一结算费用。这个政策只针对南非本国国民和拥有南非永久居留权的人。南非公立医院的医疗水平要差一些，且医护人员、物资和提供所有服务的能力都不足。私立医院人少、医疗水平高、服务好。南非医疗市场成了一个高度两极分化的市场。一头是服务80%人口的政府公共医疗，拥挤不堪，缺医少药，一头是服务20%最高收入人口的私人医院，病房有鲜花和能播放180个频道的电视机。

（三）南非传染病防治中存在的问题

第一，财政资金投入不足，可持续性医疗保障体系发展困难。

从经济上讲，政府对卫生领域财政资金投入不足，医疗保险发挥作用不足。国家财政资金投入不足，导致医疗服务质量和数量都不能满足需求。南非政府没有为公立医院工作人员的职位薪资提供足够的资金，以及提供足够的培训来对卫生人力资源进行充分的投资。公立医院的医用物资和医生紧缺，患者常常不能得到及时有效的治疗。对预防服务的投入不足，加剧了南非黑人群体死于各种可预防的疾病的危险，例如艾滋病、疟疾、霍乱等可预防疾病等。

第二，公立医院资源不足，私营医疗机构占比过高。南非的卫生部门私有化较为普遍，私营医疗机构是重要的医疗服务提供者。但是传染病是公共卫生问题，私营机构由于更注重营利性，对于防控传染病——尤其是较大规模暴发的传染病具有天然的劣势。公立医院的主要筹资来源是地方当局的财政补助、患者自付费用以及社会捐赠，但医院管理者对医院日常经营支出和采购预算的控制权限较弱。根据1999年的数据估计，很多有资历的医疗卫生专业人员因待遇问题离开公立医院，只有45.5%的专业医生留在公立医院工作。①

① 陈瑶、韦潇、谢宇：《南非公立医院改革的主要做法与特点》，《中国卫生政策研究》2012年第8期。

医疗服务体系明显地分裂成公立和私立两部分，公立医院虽掌握的医疗资源不充足，但主要服务于贫困人群和没有医疗保险的人群，约占全国人口的80%，由政府的税收进行补偿；而私立医院主要是为有医疗保险的中等和高等收入的人群提供医疗卫生服务。

第三，医疗药品不足，加剧了传染病的危害。药品方面的不足主要体现在非法销售、假冒伪劣药品流通、本国的产能很低、没有能力和技术生产大量所需药品等方面。南非能生产大多数所需药品，提高了儿童和普通人群的免疫率。但是，许多药品还没有完全达到世界标准。此外，由于财政资金有限，药品的采购能力仍存在很大缺口。

第四，群体和地区之间医疗资源不平等。南非大多数私立医疗基础设施仅限于主要城市，社会经济群体之间也存在巨大差异。私立医疗主要服务于收入较高的群体。群体间获得医疗资源的不平等程度严峻，其他地区在医疗健康方面也存在同样的失衡，导致在群体和区域都缺乏获得优质服务的公平性。

（四）中国与南非医疗卫生合作建议

第一，改进对南非国家医疗援助方式，培养其“造血能力”。在物资供应层面，中国除了通过援助、出口和直接投资等方式，提升南非传染病防治相关的药品、医疗设备、防护物资和消毒清洁用品的供给，还可以发挥中国加工制造业的优势，实施中国与南非医药领域的产能合作。具体做法可以灵活多样：一是中国可支持医药企业和防护、消毒、清洁用品企业在南非投资设厂；二是加强中国医药产品的国际认证，推动中国的医药产品“走出去”步伐，在这方面，中医药前景广阔、大有可为；三是改善南非的药物和设备的可获得性，促进中国医药产品出口南非的贸易合作与提高卫生医疗用品的本地产能相结合，增强其自身的供应和生产能力，尤其是防治传染病的药品和疫苗。

第二，加强双边和多边合作，扩展公共卫生治理资源。中国应在公共卫生领域更好地与南非和国际行为体开展多边合作，在南非更多地参与传染病防治多边合作。中国的合作伙伴可以是联合国机构、世界卫生组织、国际红十字会，也可以是非国家行为体、私营企业、慈善组织、非政府组织，如抗艾滋病、结核病和疟疾全球基金、全球疫苗免疫联盟、全球疫情警报和反应网络、为控制黄热病提供疫苗的国际协调小组、联合国儿童基金会等组织，扩展卫生治理资源，扩大中国的领导力与行动能力。为此，中国的红十字会、医疗研究所、医院及高校要做好“走出去”的准备，提高自身参与国际合作的能力，在世界卫生组织或其他多边组织的框架内，或以中国自身的名义，赴非参与公共卫生事件应对。

第三，分享中国基层医疗防治经验，促进南非公共卫生防治体系的公平性。

中国在自身医疗卫生保健事业发展中，已经形成具有自身特色医学知识和丰富传染病防治经验的完整体系，例如在中华人民共和国成立初期解决国内传染病问题，在社会主义道路探索时期建立低投入、广覆盖的基础防疫和医疗救助体系，在2000年后建立覆盖城乡的医疗保障体系，等等。这些都是中国作为发展中国家在实践中探索出的经验和知识，可以向有类似国情的南非推广，尤其是在社区医生培养、基层疾病防疫、医疗保障体系建立上，可以因地制宜实现中国发展经验和知识的输出和转移，更好地助力南非实现医疗保障服务的公平性发展，惠及更多人民。

在公共卫生防治体系层面，支持南非医疗卫生体系、公共卫生体系和传染病防治体系的改善，尤其是利用数字经济的新技术手段，健全南非国家公共卫生防治体系。同时分享对私营卫生机构的监管经验，交流传染病诊疗经验和防控方案，支持南非促进有关部门之间的协调，促进转诊系统的完善；通过技术升级和经验分享，使南非部门在社区动员、病例管理和上报体系、疫情监测体系、药品分销体系、卫生管理等能力建设几个方面形成合力，总体提升南非本土的医疗应对能力。

第四，注重南非卫生人才培训，重点培养基层医疗紧缺人才。支持南非医疗人才培养和培训，对南非医疗系统管理者、医护人员、技术人员、科研人员等提供支持与培训，建立起长期的长效合作机制，持续性地提供医学、公共卫生和流行病学相关科目的教育培训和人才交流，帮助扭转医务人员严重短缺的局面，加大对外科医生、护士、药剂师等骨干人才以及中等专业人才的联合培养。在培训方法上，依托于南非当地就地培训与来华培训相结合，就地培训不仅规模更大、更具经济性，且更能结合南非本地的医疗卫生或疫情发展的实际需求增强知识共享，促进双方机制化的经验交流。同时充分利用现代化技术手段建设一批远程教育中心、医疗中心、知识中心、数据中心和培训中心等，探索线上线下互相补充的合作模式，展开长期的人才培养合作计划。

六　中非医疗卫生合作概述

1963年，中国向阿尔及利亚派出第一支医疗队，至今中非间已有近六十年的卫生合作史，其间虽经历一些波折，但从未中断。本章主要分为四个部分，第一部分回顾了中非医疗卫生合作的历史与现状，并将其分为起步阶段、快速发展阶段、调整阶段和全新发展阶段等四个阶段，并对每个阶段的中非卫生合作的情况进行总结。第二部分主要讨论了中非医疗卫生合作的形式与内容。主要合作形式包括派遣医疗队、建设机制性合作平台、特定疾病项目与援助合作、进行突发事件援助。第三部分讨论了中非医疗卫生合作的三个特点，分别是医疗卫生合作具有历史延续性、政府主导且形式多样、不附加任何政治条件。第四部分主要介绍了中非医疗卫生合作取得的成绩。

（一）中非医疗卫生合作的历史与现状

1. 起步阶段：1956—1970年

1956年中国和埃及建交，成为中非关系的元年。此后，中国逐渐和非洲其他国家建立了外交关系，并且开始向非洲国家提供援助。中国和非洲的医疗卫生合作也已经有半个多世纪之久。这一时期的中非医疗合作形式主要以中国对非洲国家的单方面无偿援助为主，形式上主要是派遣医疗队以及援建医疗基础设施。

援外医疗队是指中国向受援国派出医务人员团队，并无偿提供部分医疗设备和药品，在受援国进行定点或巡回医疗服务。中非医疗卫生合作由来已久，是中非关系的重要组成部分。中国向非洲国家派驻医疗队是持续时间最长、医疗援助最稳定、涉及国家最大、效果最明显的医疗援助形式。1963 年，中国向阿尔及利亚派出第一支由 24 人组成的医疗队，是中华人民共和国成立以来派出的第一支援外医疗队，开启了中国援外医疗队的历史。当时中国在国内经济面临严重困难的情况下，毅然决然地组织国内最优秀的医疗力量，赴阿尔及利亚，迈出了援非医疗的第一步。随着非洲国家在中国外交战略中的地位迅速上升，中国开始在多个领域援助非洲，20 世纪 60 年代累计接受中国医疗队的非洲国家一共有 7 个，分别是阿尔及利亚、坦桑尼亚桑给巴尔、索马里、刚果共和国［简称刚果（布）］、马里、坦桑尼亚坦噶尼喀、毛里塔尼亚以及几内亚①。这一时期中国援非医疗队以精湛的医术与品德赢得了当地政府和人民的大力称赞。中国医疗队声名远扬，陆续有其他的非洲国家希望中国派出医疗队。

这一时期中国对非洲的医疗援助，打破了外交方面的孤立，扩展了对外活动的空间，同时为中非的友好交流与合作打下了坚实的基础。但是，这一时期，新中国自身的经济水平还比较落后，在这种情况下对非洲的援助加重了中国的财政负担。

2. 快速发展阶段：1971—1978 年

这一时期中国对非医疗进入了快速增长期，援非医疗队的数量继续增加，同时援助的非洲国家的数量快速增加。此外，卫生援助非洲的形式也更加多样化，帮助非洲国家建设医院，

① 参见吴传华、郭佳、李玉洁《中非人文交流与合作》，中国社会科学出版社 2018 年版，第 82 页。

在卫生医疗领域加大与国际社会的合作，同时注重传播中医技术及思想。

20 世纪 70 年代是中国援非医疗队大发展的时期，中国对非洲的医疗卫生援助在广度和深度上都取得了较大的突破。这一时期，多数非洲国家取得了民族解放和国家独立斗争的胜利，并且与中国建立了外交关系。20 世纪 70 年代，中国与新独立的 25 个非洲国家建立了外交关系，与 60 年代断交的 7 个非洲国家复交，中国对非援助在这一时期急剧增长，所以援非医疗队在这一时期的数量急剧增长。1971 年 10 月，联合国大会表决同意恢复中国在联合国的合法权益，这与非洲国家的支持是分不开的。中国为了感谢非洲国家的支持，继续巩固和深化中非之间的友谊，同时，随着中国援非医疗队在非洲的名声逐渐传开，越来越多的非洲国家要求中国提供医疗援助，中国增大了援非力度。截至 1978 年，中国已经向包括阿尔及利亚、坦桑尼亚、索马里、几内亚、刚果（布）、毛里塔尼亚等 27 个非洲国家派出了医疗队。中国医疗队的表现也得到了非洲人民的认可，与非洲国家和人民结下了深厚的友谊，树立了良好的国际形象。

除了派驻援非医疗队，这一时期中国开始着手帮助非洲国家改善医疗基础设施，援助其建设医院。在大城市建设综合或者专科医院，同时在小镇建设卫生中心，以适应不同地区的需求。中国为毛里塔尼亚援建的卫生中心，成为该国预防医学实践和科研相结合的机构。1977 年以来，中国向该国派遣医疗专家，深入该国 30 多个省市，对当地的流行病进行了调查研究，绘制出该国的血吸虫病、疟疾流行区域图，并向政府提出了预防措施，填补了该国预防医学的空白。① 同时，为了帮助其解决医疗短缺问题，向非洲国家捐赠了大量的药品和医疗基础设施。

① 赵继国：《中非卫生合作 57 年，治病救人互利共赢》，https：//www. sohu. com/a/391298100_ 120022585。

其中，中国援建的马里医院、姆祖祖中心医院、中几友好医院以及马萨卡医院均成为当地的综合性医院，改善了当地的医疗卫生服务水平。

此外，这一时期，中国除了继续向非洲派遣医疗队，也展开了与世界卫生组织以及其他国际组织的合作，逐步融入全球公共卫生治理体系当中。同时，中国在与非洲医疗卫生合作的过程中，也注重中国传统医药文化、中医技术以及其中所包含的中国传统思想的传播和影响。中国的治未病、形神合一等中医理念以及针灸、推拿等诊疗方法以及天人合一、经络学说等中医思想在非洲地区传播开来，使非洲人民感受到了中国传统医学的魅力，促进了中国传统文化在非洲的发展和中非之间的文化交流。

3. 调整阶段：1978—2000 年

这一时期，党和国家领导人对中国的时代主题进行了重新判断，将发展的重心转移到经济建设上来。“1978 年中国实行改革开放后，同其他发展中国家的经济合作由过去单纯提供援助发展为多种形式的互利合作。中国根据国情适度调整了对外援助的规模、布局、结构和领域，进一步加强对最不发达国家的援助，更加注重提高对外援助项目的经济效益和长远效果，援助方式更为灵活。”① 中非医疗卫生合作受中国对外援助战略调整的影响，中国的对外援助在原有的国际人道主义原则基础上扩充了关于“实事求是、量力而行”的内容，在援助方式上更加注重务实合作，杜绝力不从心的超负荷援助现象，从追求数量转向重视质量，注重提升对外援助的经济实效和长远效果，进行多种形式的发展援助促进共同发展。此前的中非医疗合作

① 《中国的对外援助》白皮书，http://www.cidca.gov.cn/2018-08/06/c_129925064_2.htm。

更多的是中国对非洲单方面的援助，这一时期更加注重双方之间的合作互惠，合作内容上也更加多样化和全面化。同时，这一时期的经济发展成为中国外交的根本目标，此时期中国的对外援助更加注重务实和互惠合作，对非洲的医疗援助开始追寻更多的经济与社会效益。自中非合作论坛成立以来，中国对非的医疗援助更倾向于为国家的外交和整体利益服务，形式更加多样，机制更加完善，也追求更加务实的效果。

20 世纪 80 年代，中非关系出现了暂时性波动，援外医疗队受到影响，人数减少。90 年代，随着苏联解体和东欧剧变，国际形势和世界格局发生了巨大变化，中非关系遭遇到前所未有的挑战。受台独势力的干扰，中国同一些非洲国家终止了外交联系，诸如冈比亚、塞内加尔。同时，受到非洲国家内乱的影响，和中国之间的外交关系中止，诸如索马里和阿尔及利亚。由此导致了政府间协议停止，中国中止了对这些国家的医疗援助。总体上来说，这一时期中国派出的医疗队数量减少，但是质量并未下降，中国的援非医疗队始终怀着悬壶济世的信念，不忘国家赋予的使命，全心为非洲人民服务。

20 世纪 90 年代，中国开始对外援助进行一系列改革，重点推动援助资金和方式的多样化。中国向发展中国家提供医疗卫生成套项目的援助力度也持续加大，为非洲国家援建了 20 多个医疗卫生成套项目，帮助几内亚比绍、中非共和国等非洲国家建立了综合医院、妇儿医院和卫生中心等。1979—2000 年，中国累计与非洲国家建立 14 个海外医疗队项目。

4. 全新发展阶段：2000 年至今

这一阶段中国的对外援助增加了地缘政治和国家经济利益的考量，更加注重长远的战略谋划，充分考虑双方的利益需求，强调中非双方的互利合作，实现共同发展，开始同受援国建立固定但又具有灵活性的合作和磋商机制，更加注重非洲国家经济社会的发展。中国和非洲之间的公共卫生合作进入了新的发展阶段，合作规模显著扩大，合作形式更加丰富多元。新时期中非医疗卫生合作逐渐从传统友谊型援助向多层次、宽领域、全方位合作方向转变，重长期合作机制的建设。2000 年成立的中非合作论坛以及 2006 年颁布的《北京宣言》标志着中国对非医疗援助进入了新的发展阶段。“2014 年埃博拉疫情后，中非医疗卫生合作出现了转折，中国的双边援助呈现从紧急援助到可持续、长期的公共卫生合作转变。而在多边合作方面，中国从 2014 年埃博拉疫情之后甫开启机制化进程，而之前主要局限在双边的卫生合作。”① 2015 年中非合作论坛约翰内斯堡峰会将“中非公共卫生合作计划”列为“十大合作计划”之一，2018 年中非合作论坛北京峰会将“健康卫生行动”设为“八大行动”之一。

这一时期，中国积极帮助非洲进行公共体系的建设。“为进一步加强非洲地区的公共卫生体系建设，加快推进非洲疾控中心总部建设。中国派出疾控专家，为非洲多次疫情应急指挥、流行病学分析、疾病控制提供了有力支持。在疟疾、血吸虫病等传染性疾病防控方面，实施一系列疾病防控与人群健康改善项目。为坦桑尼亚桑给巴尔血吸虫病防治提供技术援助，帮助设计了防治规范，降低了当地感染血吸虫病的概率；在科摩罗实施的复方青蒿素快速清除疟疾项目，使当地实现疟疾零死亡、疟疾发病人数下降 98%。”②

同时，这一时期中国与非洲的医疗卫生合作的方式更加多元，更加具有针对性。具体措施包括：帮助非洲国家改善医疗基础设施条件，中国援建的也门塔兹医院、中非友谊医院、几内亚比绍卡松果医院、津巴布韦奇诺伊医院、乍得自由医院等，

① 郑宇：《用数据分析中国对非卫生援助》，https：//www. yicai. com/news/100800644. html。

② 《新时代的中国国际发展合作》白皮书，http：//www. scio. gov. cn/zfbps/32832/Document/1696685/1696685. htm。

为解决当地人民看病就医难题作出了积极贡献，也更注重为非洲培养医疗人才。截至2018年，中国已经为非洲国家培训各类卫生人才8万人。同时，增加由青年医护人员组成的海外志愿者，2000年中非合作论坛成立之后，根据中非国家之间达成的协议，中国派驻非洲的青年海外志愿者规模越来越大，致力于改善当地的医疗卫生条件以及其他公益事业的发展。2006年以来，中国为非洲援建了30所医院、30个疟疾中心，提供了大量的药品和医疗器械。

2020年，中非在抗击新冠疫情的过程中进一步拓展了双方在公共卫生合作领域的深度和广度，二者的联系更加紧密。2020年6月17日，中非团结抗疫特别峰会召开，习近平主席发表了题为《团结抗疫　共克时艰》的主旨演讲，进一步推进中非携手抗击新冠疫情。中国全力支持非洲国家抗疫行动，向非洲国家提供物资援助、派遣医疗组专家，加快非洲疾控中心总部建设，承诺新冠疫苗研发完成后尽快惠及非洲国家。

此外，中非医疗卫生的双边合作的方式逐渐向多边合作迈进，形成了双边与多边关系相互促进，同时推动了中国与国际其他卫生机构的合作，诸如世界卫生组织，联合国人口基金，联合国儿童基金会，世界银行，抗击艾滋病、结核病和疟疾全球基金等国际组织之间的合作。

（二）中非医疗卫生合作的形式与内容

1. 派遣医疗队

“58年来，中国累计向非洲派出医疗队员2.3万人次，诊治患者2.3亿人次。目前在非洲45国派有医疗队员近千人，共98个工作点。”① 在所有的对外医疗援助过程中，援非医疗队是目

① 国务院新闻办公室：《新时代的中非合作》白皮书（2021年11月）。

前为止运用得最好、收效最高的医疗援助形式。在对非医疗援助方面，中国国内的主要负责部门有卫生部、外交部、商务部以及省级医疗管理部门。主要由卫生部牵头负责整个工作的安排和组织，采取分散管理、以省包国的方式进行派遣，全国的各个省区市①向固定的国家派遣医疗队。商务部负责对非医疗基础设施的维护工作，外交部主要与相关国家签署援助协议并且负责医疗队的安全等工作。目前全国由25个省区市派出的近1000名医疗队员，分布在非洲44个国家②，除在当地医院科室固定工作，还经常为偏远贫困地区提供巡回医疗服务。③ 中国医疗队为促进受援国医疗卫生事业的发展、提高受援国人民健康水平作出了重要贡献，被誉为“南南合作”的典范，给非洲当地人民留下了深刻的印象，加强了中非人民之间的民心相通和文化交流。

2. 机制性合作平台建设

进入21世纪以来，中非之间的医疗卫生合作越来越重视长期机制平台的建设。2000年，中非合作论坛成立，标志着中非关系进入了全新发展阶段，成为新形势下中国与非洲友好国家开展集体对话的重要平台和务实合作的有效机制，同时也意味着双方在医疗卫生合作方面迈上了新台阶。中非合作论坛是中非双方合作的最大平台，三年一届的中非合作论坛都会讨论中非之间的卫生合作问题，并且推出多项加强双方医疗卫生合作的举措，得到

① 目前中国没有向非洲派出医疗队的省、自治区、直辖市、特别行政区包括吉林省、贵州省、海南省、新疆维吾尔自治区、西藏自治区、重庆市以及香港特别行政区、澳门特别行政区、台湾地区。

② 目前没有中国医疗队的非洲国家包括埃及、利比亚、肯尼亚、索马里、尼日利亚、科特迪瓦、南非、斯威士兰以及毛里求斯，苏丹医疗队近期撤回。

③ 吴传华、郭佳、李玉洁：《中非人文交流与合作》，中国社会科学出版社2018年版，第54页。

了积极落实。中非合作论坛成立20年以来，中国和非洲国家在医疗卫生合作领域取得了重大成就，主要包括派遣医疗队、为非洲国家援建医院、设立抗疟中心、为非洲国家培训医护人员、“光明行”活动等。从这时起，中国开始逐步建立和形成了长效稳定的对外援助工作机制，几乎每年都会召开中非卫生合作的会议。2013年以来，中非召开了两次部长级的卫生会议，议题设置紧跟全球可持续发展议程，契合中非人民在当下对健康生活的新要求和中非双方卫生事业发展的新趋势。2013年的《北京宣言》为解决影响非洲大陆的重点卫生难题制定了路线图，其中提到的战略框架包括《非洲卫生规划（2007—2015年）》《非洲医药制造规划和行动计划（2012年）》《非洲国家联盟抗击艾滋病、结核病和疟疾共同责任和全球团结路线图》《非洲加速降低孕产妇、新生儿和儿童死亡率行动》《非洲重新承诺儿童生存，预防儿童死亡亚的斯宣言》和《性与生殖健康及权利马普托行动纲领》。这些机制的建设以及相关会议的召开推动中非医疗卫生合作向机制化迈进，进行了以几年为限的前期总体规划。中方陆续出台了一系列惠及非洲国家、帮助其提高医疗水平以及自主发展能力的新政策和新举措，使得双方合作的数量或质量都达到了前所未有的高度。2017年，“中非部长级医药卫生合作会议”在南非召开，主题为“中非卫生合作，从承诺到行动”，目的是打造中非卫生合作新亮点。会议期间，中国与马拉维签署了妇幼健康项目合作协议，和刚果（布）、加纳、毛里塔尼亚、赞比亚、尼日尔、乍得签署了对口医院合作协议，与塞拉利昂等国签署了开展“光明行”（即免费进行白内障手术）合作的协议。2015年的约翰内斯堡峰会以及2018年的中非合作论坛北京峰会推动了中非双方在医疗卫生基础设施方面的建设，医疗公共卫生技术、医药产业开发等领域的合作。

“健康丝路”的提出为中非医疗卫生合作注入新的动力。2016年6月22日，习近平主席在对乌兹别克斯坦的访问中提出了打造“健康丝绸之路”的倡议，深化医疗卫生合作，加强在传染病疫情通报、疾病防控、医疗救治等领域的合作，“健康丝路”由此成为“一带一路”建设的新内容。2021 年 6 月 17 日，习近平在中非团结抗疫特别峰会上提出了中非卫生健康共同体的新倡议，为中非共建“健康丝路”提供了新思路，注入了新内涵。中非“健康丝路”的基础与核心是卫生医疗合作，秉持“大健康、大卫生”的理念，推动战略、规划和机制的对接，加强政策、规则、标准的连通，深化务实合作，同时坚持以人民为中心的根本宗旨，为人的全面发展提供前提和基础。此外，中非“健康丝路”遵循“共商共建共享”的基本原则以及政策沟通、贸易畅通、设施连通、资金融通以及民心相通的理念。中非健康丝路建设为中非的医疗卫生合作提供了更加丰富的平台和前景，有利于取得更多有益的高质量的合作成果。新冠疫情暴发以来，中非之间团结抗疫正是贯彻“健康丝路”建设的有益实践和真实写照。2020 年 1 月至 2 月，在中国受到新冠疫情冲击之时，非盟和非洲国家领导人第一时间向中国表达了同情和支援，积极向中国捐资捐物。非洲的广大民众、在华留学生以及侨民通过标语向中国人民表达支持，在华留学和进修的非洲医生积极投身中国的抗疫前线，积极向母国宣传中国的抗疫经验。还有很多非洲侨民和留学生积极担当志愿者，并且在媒体上讲述中国抗疫故事，批判西方国家的不实言论。同样的，中国也积极驰援非洲国家抗击疫情，捐资捐物，分享抗疫经验，向非洲国家派遣医疗专家组，帮助非洲国家援建方舱医院和病毒检测实验室，承诺为疫苗在非洲的可及性作出共享，推动疫苗成为全球公共产品，使非洲国家从中受益。

3. 中非传统医药合作

在传统医药交流领域，中国和非洲有着悠久而广泛的交流历史。中医药进入非洲最早可追溯到郑和下西洋时期。中华人民共和国成立之后，中国向非洲派遣了大批援非医疗队，从而使得中医药在非洲地区得到了广泛应用。自1960年起，中国开始向非洲派驻援非医疗队，医疗队同时为非洲人民带去了中医技术，特别是中医针灸服务，更是得到了非洲人民的认可，为中医药在非洲的发展打下了基础。

21世纪以来，中非双方在传统医药领域的交流更加频繁。2002年10月，国家中医药管理局与世界卫生组织在北京共同举办了“中非传统医药论坛”，通过了《中非传统医药发展与合作行动纲领》，旨在探讨中非在传统医学方面的合作与发展战略，推动传统医学的交流与合作。2012年与2014年世界中医药联合会与西开普大学中医系和中医针灸学会合作举办了两届“中医药非洲论坛”，有力促进了中医药在非洲的传播。2018年8月，在中非合作论坛北京峰会即将开幕之际，“中非传统医药合作专题论坛”在北京举行，来自非洲14个国家卫生机构的代表以及中国部分省区市的中医药代表就非洲国家传统医药发展、中非传统医药合作等问题展开了讨论。在此次会议上，中国政府同加纳、坦桑尼亚、科摩罗、马拉维、埃塞俄比亚等国签订了传统医药协议。特别是随着中非合作论坛的成立以及中国的“一带一路”建设在非洲的大规模展开，中非传统医药之间的合作交流也进入了较好的发展时期。非洲国家迫切希望中医药能够提升非洲人民的健康水平，同时希望借鉴中医药的发展经验来促进非洲传统医药的传承和发展。

中非传统医药是各自文明的重要组成部分以及重要的卫生资源。中药在非洲国家防治重要传染病、促进非洲人民的健康方面作出了重要贡献。以青蒿素为基础的复方药物已成为治疗疟疾的首选药物，有效控制了疟疾的流行，实现科摩罗疟疾患者零死亡，赢得了非洲国家广泛的民众基础和政府的高度评价。中医药在2014年抗击西非埃博拉疫情中发挥了巨大作用，为中医药树立了良好的口碑。另外，中医技术和中医药在为非洲人民以及国家政要提供医疗保健服务方面发挥了独特的作用，中国已累计向非洲派出中医医生2000余人。中药材、中药制品在各类疫情防治中所展现的疗效使之成为非洲各国进行疾病防控的重要药品。此外，在援非医疗队及援非医疗人员培训基础上，北京同仁堂、天津天士力等中药企业在非洲设立分公司，相继开设了中医诊疗机构，为非洲提供安全有效的中医药服务。

在非洲，南非、埃及、津巴布韦、毛里求斯等国家中医药发展较好。南非在中医药立法方面走到了其他国家的前列，给予中医药政策保障，肯定了针灸的法律地位，针灸服务已经被纳入其医疗保险范围。同时，中医教育也被纳入其医学教学系统，南非的8所医学院中有6所提供中医学位（学士学位和硕士学位）。2000年，南非政府率先在非洲启动了中药管理程序，对市场上的各种草药制品包括中医药进行登记申报，申报后可合法进入市场销售。2002年发布中医药注册登记公告，准许其进入非洲市场。2005年3月，南非举行了首次中医师永久注册考试。埃及的中医药发展较快。埃及政府邀请医疗队专家在金字塔医院成立针灸专家门诊，除了进行针灸，还承担了培训任务。1975年，埃及政府就以文件的形式对中国针灸的应用给予肯定。1976年还成立了埃及针灸协会。在援助津巴布韦医疗队的努力下，哈拉雷最大的医院已经筹备了非洲第一个中医科，中医药得到了当地的民众以及官员的认可。中国—毛里求斯中医药中心是非洲第一家与中国中医医院、中药企业合作的中医中心。在其试运行期间，上海岳阳医院和上海“老字号”蔡同德药业派遣了有丰富经验的2名中医专家和1名中药师在中心开展医疗活动，不仅提供针灸、推拿和中草药处方，还为当地民众提供现场煎煮的中草药汤剂，使当地民众能直接体验中医药治疗的神奇疗效。

在中医药教育方面，近年来，中国政府向国内几所中医药大学提供专项资金为非洲国家提供中医短期培训和学历教育。例如，天津中医药大学为来自南非、肯尼亚、加纳等30个非洲国家的学员提供中医/针灸短期项目培训。2006年，南非的西开普大学在非洲大陆建立了第一所包括中医专业在内的自然疗法学院，中医专业学制为5年，涵盖了基础学科和临床学科，师资由山东中医药大学负责。中医专业的成立使得中医药高级人才第一次在非洲实现了本土培养，增加了中医人才数量，有利于中医药融入非洲当地的医疗卫生体系。从2017年开始，中国科学院大学药学院为非洲培养药学硕士和博士人才。2019年9月11日，非洲大陆首家中医孔子学院在南非开普敦正式揭牌，双方人文交流和教学合作迈上了新台阶，为推动中非传统医药合作搭起了一座新桥梁。2019年12月，全球首个中医鲁班工坊在马里首都巴马科顺利揭牌。马里鲁班工坊由天津医学高等专科学校、天津市红星职业中等专业学校和马里巴马科科技大学、巴马科人文大学共建。希望将中国传统医学医药推广到非洲，让更多的人了解并学习中国的传统医学医药。

4. 特定项目合作——以传染病项目为例

为了提高中非医疗卫生合作的效率，提高非洲人民的健康水平和生活质量，中国在特定疾病与项目上开展同非洲国家的合作。中非合作论坛北京峰会“八大行动”将中非卫生合作作为其中重要的一环，指出要实施中非新发再发传染病、疟疾、血吸虫病、艾滋病等疾控合作项目。

中非疟疾防控项目。疟疾对人体危害大，是一种很难根除的传染病。中国在中非合作论坛北京峰会上承诺支持非洲国家抗击疟疾，明确表示支持非洲合作伙伴开展必要的疟疾防控能力建设、专项培训、合作交流等，以进一步推动和巩固中非疟疾防控合作成果。当前，中国在非洲援建了30多个疟疾防治中心。从2007年开始，中国医疗组就来到科摩罗，协助当地抗击疟疾。中国分别在2007年、2012年以及2013年在科摩罗开展快速消除疟疾的“复方青蒿素快速消除疟疾项目”，使用青蒿素全民服药，群防群治，形成了具有中国特色的疟疾防治方案，并在2014年实现了疟疾零死亡，发病人数下降了98%，成为非洲第一个使用中国药物迅速控制全国疟疾疫情的成功案例。科摩罗疟疾疫情由此得到了极大的缓解，目前科摩罗每天仍会新增10名左右的患者，为了巩固抗疟成果，中国的专家团队每天会给有疟疾病例的家庭送去抗疟药物。2020年，受新冠疫情的影响，科摩罗疟疾防控的压力增加，但是中国的医疗团队依然控制住了疟疾的蔓延趋势。当前，中国专家团队依旧驻守在科摩罗疟疾防控一线，帮助其早日实现于2025年消除疟疾的规划。目前，中国已在科摩罗、圣多美和普林西比、马拉维、多哥等多个非洲国家开展了“复方青蒿素快速清除疟疾项目”，取得了很好的效果。疟疾较为流行的非洲国家还有坦桑尼亚，感染人数在非洲排名第三，全国有90%的地区受到疟疾威胁。2015年4月，在全球卫生支持项目（China - UK Global Health Support Programm，GHSP）的资助下，中英坦疟疾试点项目正式成立。该项目由中英坦三方共同合作，是中国政府在非洲大陆开展的首个此类试点项目。其主要致力于推广中国疟疾防控经验、结合世界卫生组织的疟疾防控策略、加强试点社区的疟疾防控体系和能力建设，从而降低试点地区疟疾的疾病负担和降低发病率。同时，探索中国经验应用于坦桑尼亚的疟疾控制和消除疟疾的适宜模式，为今后推广至非洲其他国家做准备。通过试点实践，探索中国在其他发展中国家实施卫生发展合作项目的经验、教训以及有效模式，为中国政府今后开展双边或多边卫生合作提供政策建议。这一项目提升了中方的国家交流合作能力，熟悉了相关的国际规则，积累了境外项目的经验，增强了中非之间的友谊与合作，提高了专业技术能力。

中非共同抗击艾滋病项目。中国一贯支持非洲国家进行艾滋病防控，艾滋病防治合作是中非合作论坛框架下的重点合作领域。2018 年 9 月 4 日，彭丽媛在“中非携手抗艾 共享美好未来”主题会议上宣布，从 2019 年起，中国将同非洲国家和有关国际组织实施为期三年的“中非青少年艾滋病预防及社区健康项目”。自 2017 年起，中国疾病预防控制中心性病艾滋病预防控制中心每年举办一次艾滋病防治南南合作技术交流与培训活动，很多非洲国家积极参与，这一项目对于中国和非洲国家在艾滋病领域加深了解、相互学习借鉴起到了良好的作用。此外，还有民间公益项目致力于减少非洲艾滋病的传播。2015 年，中非民间商会、中非发展基金等组织机构发起成立了“爱加艾减”公益项目，呼吁社会各界通过倡导、捐赠、志愿服务等方式关注非洲、支持非洲的艾滋病防治，致力于帮助非洲感染艾滋病的孕妇通过接受母婴阻断服务，避免将艾滋病传染给新生儿，同时降低分娩母亲的死亡率。2016 年，中非民间商会与非洲第一夫人抗击艾滋病联合会签署了合作备忘录，并向其捐款 30 万美元，用于支持肯尼亚、坦桑尼亚、乌干达等非洲国家抗击艾滋病的事业。

中非血吸虫病防控合作。血吸虫病是一个全球公共卫生问题。2014 年，中国、桑给巴尔以及世界卫生组织共同签署关于在桑给巴尔开展血吸虫病防治的合作谅解备忘录。2016 年，江苏省血吸虫病防治研究所正式承担商务部以及卫生健康委员会的“桑给巴尔血吸虫病防治技术援助项目”。该项目旨在中国、世界卫生组织以及坦桑尼亚卫生部之间展开合作，消除奔巴岛的泌尿生殖道血吸虫病，推广中国经验和做法，并与非洲以及世界卫生组织共享，开展三方合作，共同防治在非洲大陆广泛存在的血吸虫病。中国项目组专家克服重重困难，奔赴疫区一线，开展全面的防治工作，取得了良好的效果。2019 年 5 月，世界卫生组织评估专家组认为，“桑给巴尔血吸虫防治技术援助项目”试点地区全面实现了既定目标，示范区血吸虫病人群感染率从之前最高的8.92%，下降至0.64%，项目取得了很大的成功。中国项目专家组与桑给巴尔政府通力合作，已基本掌握非洲血吸虫病在中间宿主水泡螺中的流行情况，并运用中国经验和技术，开展行之有效的防治工作，取得了很好的效果，① 为在其他非洲地区推广经验和技术奠定了良好的基础。2015年4月23日，由世界卫生组织组织召开的首届中非消除血吸虫病结构合作会议在马拉维首都利隆圭举行，来自世界卫生组织、中国以及非洲的50名专家参与了此次会议。在中国疾病预防控制中心寄生虫病预防控制所所长周晓农倡议下，各方一致同意建立中非消除血吸虫病机构合作网络，旨在推动各血吸虫病防治专业机构之间的合作，借助世界卫生组织的专家技术资源，以南南合作的机制来构建相互学习、互利共赢的平台。为巩固中非疟疾以及血吸虫病防控合作成果，国家卫生健康委员会于2020年6月启动了与坦桑尼亚和赞比亚合作的“中非疟疾防控合作Ⅰ期项目”以及与津巴布韦合作的“中非血吸虫病防控Ⅰ期项目”。疟疾项目旨在提升坦桑尼亚和赞比亚的疟疾防控能力，推动中国抗疟产品、标准和经验等非洲本土化，支持非洲国家加快疟疾控制进程。血吸虫病项目旨在分享、应用推广中国控制血吸虫病的经验和关键技术，提升其防控血吸虫病的能力。为了进一步推动该项目实施，2020年10月13—15日，由中国疾病预防控制中心举办的“中非疟疾和血吸虫病防控合作Ⅰ期项目启动会”在北京召开，标志着中非疟疾和血吸虫病防控Ⅰ期项目正式启动实施。会议还成立了中非疟疾和血吸虫病防控合作项目专家组。为保障项目的顺利实施，中国疾病预防控制中心于2021年4月召开项目技术方案研

① 《世卫组织：中国援桑给巴尔血吸虫病防治项目取得成功》，人民网，2019年5月14日，http://world.people.com.cn/n1/2019/0514/c1002-31082792.html。

讨会，讨论编制项目工作技术方案，规范人员培训教材，力求将这一项目打造成为中非公共卫生合作的精品项目。

5. 中国对非洲突发传染病的援助——抗击埃博拉疫情

中国为非洲国家提供紧急人道主义援助，最典型的事件就是中国帮助西非抗击埃博拉疫情，更体现了中非守望相助的传统友谊以及中国负责任大国的形象与地位。疫情之下，在美国、埃及以及日本等国的医护人员先后撤离的情况下，中国的医疗队始终坚守一线，先后向受疫情影响的国家提供了 4 轮紧急援助，建设了数个生物安全防护实验室，并派遣了专家组超过 1000 人次赴疫情国，开展大规模的公共卫生培训，在控制疫情的过程中起到了重要作用。

2014 年 3 月，非洲地区发生埃博拉疫情。短时间内，疫情从几内亚蔓延到塞拉利昂和利比里亚，并波及马里、塞内加尔、尼日利亚等国。中国开展了有史以来规模最大的医疗卫生援外行动。① 中国国家卫生计生委会同外交部、商务部、总后卫生部积极协调，向非洲疫情国家共派遣 1200 名医务人员，援建埃博拉病毒实验室，同时捐赠大量的个人防护用品，急救车、帐篷和摩托车，等等。在不到一个月的时间里，中国在利比里亚建成了拥有 100 张床位的救治中心；在塞拉利昂改建了一所埃博拉治疗和留观中心；派遣移动安全生物实验室并帮助塞拉利昂建设生物安全实验室，开展病毒检测。除此之外，还在疫情国及周边国家开展公共卫生培训，在 3 个月的时间里培训了 1.2 万多人。中国医生的出色表现践行了习近平主席所提出的“不畏艰苦、甘于奉献、救死扶伤、大爱无疆”的援外医疗队精神，

① 中华人民共和国驻佛得角共和国大使馆：《中非卫生合作：五十七年风雨路，疫情当下更可贵》，http://cv.chineseembassy.org/chn/zgxw/t1776056.htm。

维护了金字招牌的荣耀。①

2014 年，在西非各国抗击埃博拉的过程中，中国共派出近千人的公共卫生专家和医护人员前往一线工作，并先后向非洲提供了总计达 7.5 亿元人民币的援助物资和援助基金。新冠疫情暴发后，中国迅速反应，向相关国家提供医疗物资援助、派遣专家成员并且将实验室运到了疫区。这是迄今中国最大的单次对外援助，受到了国家各个部门的重视。在疫情结束之后，中国继续关注非洲的医疗卫生问题，更加注重非洲医疗卫生体系以及能力建设与长远规划。时任利比里亚总统瑟利夫高度评价中国的援外医疗队，在利比里亚人民遭遇埃博拉疫情之时，率先采取行动，为最终战胜疫情发挥了重要作用。中国通过参与抗击埃博拉疫情，积累了国际合作抗击疫情的经验，为今后参与国际医疗合作提供了参考，也体现了中国的大国担当以及中非之间的守望相助。

（三）中非医疗卫生合作的特点

1. 援助具有历史延续性

中国对非洲医疗援助具有延续性。从 2000 年第一届中非合作论坛第一届部长级会议以来，中非医疗卫生合作的形式与内容不断深化。中国对非洲国家的医疗援助不分国家大小和贫富，采用对口的方式固定向非洲国家派遣医疗队，由每个省、自治区、直辖市向对口受援国派驻医疗队。绝大多数医生由三甲医院派遣，多数具有中高级职称，每届医疗队服务期是两年，除非受援国与中国断交或者出现其他不可抗因素，中国向受援国

① 国家卫健委宣传司：《中国援非医疗队荣获第三届“中华之光——传播中华文化年度人物集体奖》，http：//www.nhc.gov.cn/xcs/s3578/201412/7be2539a5a35472e8d1899a628009058.shtml。

派驻的医疗队从来没有中断。

2. 政府为主体，对口支援，且形式多样

中国对非洲的医疗卫生援助是国家对外援助的重要组成部分，是国家政府主导的行为。21 世纪以来，中国对非的医疗援助主体发生了新的变化，更多的主体包括非政府组织、企业和广大民众等社会力量充分参与进来。诸如，中国扶贫基金会在 2007 年 5 月 13 日宣布和澳门乐善行共同帮助非洲贫困母亲和儿童，加大对非洲地区的援助，援助的第一个国家为几内亚比绍，援助的内容包括提供物资援助以及培训当地的医护人员。2011 年，中国扶贫基金会帮助苏丹援建的苏中阿布欧舍友谊医院竣工。2010 年，在安徽省外经建设（集团）有限公司和海航集团有限公司等中资企业的支持下，津巴布韦和马拉维的 612 名白内障患者在一周时间内获得了光明，这是中国企业在非洲开展的第一次大型民间公益活动。此外，除了继续向非洲国家派遣援助医疗队，还新增了海外青年志愿者。2002 年 3 月，中国共产主义青年团中央委员会和中华人民共和国商务部共同发起实施“中国青年志愿者海外服务计划”，并且在 2005 年实施首次对外派遣。2006 年，中非合作论坛北京峰会计划三年内向非洲国家派遣 300 名志愿者。和政府机构援助相比，民间机构具有更大的创新热情，而且更容易和当地基层的民众打成一片，更容易促进中非之间的民心交流和沟通。和政府机构相比，民间组织有更高的积极性，更容易走进基层、提升医疗服务水平，可以作为政府援助的有益补充。中国积极鼓励民营企业在非洲投资医疗卫生体系。中国推动企业加强在非洲医疗卫生领域的投资。2017 年，中资公司为埃塞俄比亚的首家华人私营医院出资 3000 万美元；中国在非洲开展的“光明行”活动得到了不少中资企业的支持。同时，中国的企业积极参与对非的医疗援助，重视非洲当地公共事业的发展，积极主动回馈当地，例如中国

石油天然气集团公司帮助苏丹南部的黑格里地区修建了黑格里医院，改善了当地的医疗卫生条件。马云基金会与非洲国家合作抗疫，为中非在民间层面开展公共卫生合作探索了道路。

合作形式从双边援助到多边合作。2014 年之前，中非之间的医疗卫生合作多是双边合作，鲜有第三方参与进来。埃博拉疫情暴发之后，中非医疗卫生合作逐步向多边形式发展，有越来越多的合作主体参与进来。2014 年，中国与世界卫生组织合作在桑给巴尔开展血吸虫病防控防治项目；2015 年，中国疾控中心与非盟成员国代表、世界卫生组织以及美国相关机构共同参与了非洲疾病预防控制中心建设的筹备工作；等等。

中国对非洲卫生援助模式从最初的临床医疗到公共卫生体系建设，从之前派遣医疗队、援助医疗物资逐渐发展到帮助非洲国家建设长效的公共卫生体系。中国在经历了 2003 年的“非典”之后，公共卫生水平不断提高，建立了长期的公共卫生管理机制，能够为非洲传染病的预防和控制提供有益的参考。其中，中国帮助非洲建设非洲疾控中心就是帮助非洲提高公共卫生水平的重要举措。中国对非的医疗援助从全科医疗到专科特色医疗转化。近些年来，考虑到非洲国家之间的差异性，中国通过建立专科中心，加强与对口医院的合作，派遣短期的项目医疗队以及进行专项的传染病防控等工作使得中非之间的医疗卫生合作全面深化。中国对非援助的内容从最初的单一派遣医疗队逐步扩展到包括医疗队、医院建设、药品和设备捐赠、医护人员培训、公共卫生体系建设等多个层面。从当初的无偿赠予模式转变为成套项目援建、人力资源建设以及紧急人道主义援助等多个方面。诸如，为提高非洲当地医生的医疗水平，中国医疗队在非洲传授先进的医疗技术、对当地医务人员进行培训。历届的中非合作论坛的政策文件中都涉及了关于为非洲国家培训医务人员的内容。中国重视对非洲医务人员的培训，定期举办医疗卫生技术培训班和研讨会，为在中国学医的非洲留学生提供政府奖学金，并且每年邀请数百名非洲医务人员来中国接受培训，内容主要包括基础知识、护理技术以及预防传染病和卫生服务管理等方面内容。例如，在西非最大的克里布教学医院，不仅为当地提供先进的医疗技术支持，同时进行医、教、研相结合的援助模式。中国派驻喀麦隆的医疗队通过举办培训班向当地医务人员提供医疗技术，和当地医生探讨医疗问题，这些举措提高了当地的医疗水平。此外，中国还定期举办“非洲国家针灸技术培训班”，专门为非洲医护人员展开培训，为提高非洲当地的医疗水平作出了重要贡献。

3. 不附加任何政治条件

中国对非洲的医疗援助始终坚持《中国政府对外经济技术援助的八项原则》，原则提到“绝不附加任何政治条件”。《中国对非洲政策文件》指出，中国对非洲国家提供不附加任何政治条件的援助。中国的做法赢得了非洲兄弟国家的赞赏和支持。

在中非医疗卫生合作的50多年来，中国始终将“不附加任何政治条件”作为对非医疗援助政策的核心，这也是中国进行对外援助的最大特点之一。中国在对非洲进行援助的时候，不会把援助和所谓的“民主”挂钩，强调不干涉非洲国家内政，充分尊重非洲国家自主选择发展道路的权利。在2018年召开的中非合作论坛北京峰会上，习近平主席提出对非“五不”原则，强调“不干涉非洲国家内政……不在对非援助中附加任何政治条件”①。

---

① 习近平：《携手共命运同心促发展——在二〇一八年中非合作论坛北京峰会开幕式上的主旨讲话》（2018年9月3日），《人民日报》2018年9月4日，第2版。

（四）中非医疗卫生合作成绩

医疗卫生合作不同于医疗卫生援助，中非医疗卫生合作是中非双方基于利益的基本一致而在医疗卫生领域进行的合作，强调双方的互补、互动和共赢。中国和非洲有着相似的发展经历和同样的健康问题，中国在医疗健康领域取得的成就可以为非洲提供有益的参考和借鉴。多年来，中非医疗卫生合作在提高非洲人民的健康水平，推动非洲医疗卫生体系的建设，巩固中非之间的友好关系，促进中非友好交流和民心相通，服务于国家的对非外交战略，提升中国的国际形象，提高中国参与国际医疗合作水平等方面作出了巨大贡献。

中国对非洲的医疗卫生援助得到了非洲国家和人民的热烈欢迎和高度评价。在非洲受到新冠疫情冲击之时，中国对非洲提供了一系列的物资捐助。非盟发表声明称，这些物资“将极大增强非洲应对疫情的能力”，津巴布韦总统姆南加古瓦说：“感谢中国对津巴布韦应对疫情提供全方位支持，这是真正的友谊之举。”肯尼亚卫生部部长穆塔希·卡圭说，来自中国的物资不仅能提高肯尼亚新冠病毒检测能力，也将大大增强医务工作者的安全，“生动体现了中国人民对非洲人民的友好感情”。南部非洲发展共同体执行秘书斯特戈梅娜·塔克斯表示，“中国为非洲提供了及时帮助，诠释了患难与共、守望相助的兄弟情谊。中国不仅对本国人民生命安全和身体健康负责，也对全球公共卫生事业尽责，体现了负责任大国的担当。我们不会忘记中国向非洲国家提供的援助”。美国学者布罗蒂加姆在《龙的礼物》一书中援引南非媒体的评价说，“龙的礼物”既实际又慷慨，其中一件默默送了50年（指2013年），这个“礼物”就是中国对非医疗援助。博茨瓦纳前总统之女齐扎·莫哈埃在主流媒体《星期日标准报》上发表文章，高度评价中国为非洲发展所作出的贡献，特别是中国全力支持非洲国家防控疫情和恢复经济，并驳斥了西方的不实言论，指出未来非洲将进一步向中国靠拢。

中国对非洲的医疗卫生援助是国际上最无私的国际援助之一。中国向非洲国家派出医疗队、提供医疗援助、帮助非洲国家援建医院、建设公共卫生体系，提高了非洲国家人民的健康水平以及非洲的医疗水平，从而得到了非洲国家的理解和信任，促进了中非之间友好关系的发展。中国和非洲的医疗卫生合作增进了中非之间的政治互信。特别是中国的援非医疗队，得到了非洲国家以及国际社会的一致赞扬，在非洲大地上树立了良好的形象。1963 年中国向阿尔及利亚派遣第一支医疗队以来，中非在医疗卫生领域的合作已经有 57 年的历史，已经形成固定的合作机制，诸如派遣医疗队、援建医院和疾病防治中心、向非洲国家赠送药品和医疗器械以及中非之间的卫生人员交流和培训。中国派遣的援外医疗队已经成为中国与发展中国家友好合作的典范，援非医疗队是中国对非洲医疗援助中持续时间最长、派遣人数最多、影响最大的援助项目，成为中非友好合作的见证和佳话。此外，援外医疗队所弘扬的人道主义精神和平等的观念，为世界和平作出了重要贡献。同时提升了非洲国家对中国的好感度，越来越多的非洲国家认可中国对非的医疗卫生援助，欢迎中国参与非洲的发展历程。

中非之间的医疗卫生合作促进了中非之间的经贸合作。鉴于非洲国家严峻的卫生安全形势，中国和非洲国家之间的医疗卫生合作不仅能够促进非洲国家健康水平的提高，构架安全的医疗卫生环境，有助于构建全球卫生安全体系，同时能够使中非之间的贸易更加顺畅，中国帮助非洲改善医疗卫生条件客观上为中非之间的经贸合作提供了良好稳定的环境。中非的医疗卫生合作有利于改善非洲的投资环境和民生条件，改善非洲国家的医疗基础设施，为中非之间在其他领域的合作奠定了基础。一方面帮助非洲国家改善医疗卫生落后的状况；另一方面能够促进投资环境的稳定，成功吸引外商投资的热情，促进非洲经济和社会的发展。同时能够带动中国的医药企业在非洲的投资与发展。诸如，医疗卫生领域的合作能够直接带动中国医疗类产品以及医疗器械的出口，同时在对非洲国家援建医疗卫生基础设施时能够促进大宗建材类商品的出口以及中国的对外劳务输出。

中非之间的医疗卫生合作一定程度上促进了中国优秀传统文化的传播。中国对非的医疗援助体现了中国传统文化中“己所不欲，勿施于人”“天人合一”“重义轻利”“阴阳五行”等价值理念，在这个过程中展示了中国文化，将中国传统文化中精髓的智慧在非洲传播开来。同时，中国为非洲国家培训的医疗卫生人才多是非洲各国的精英，其或多或少地会受到中华优秀传统文化的影响，从而促进了中华优秀传统文化的传播。

在全球化背景下，中国参与对非医疗援助有助于树立中国全球发展贡献者的形象。有助于维护中国负责任大国的形象，提高国家声誉，扩展外交空间，从而维护自身的国家利益。中国一直致力于加强同发展中国家的合作，强调同广大发展中国家一道在世界舞台上发挥重要作用，而非洲是发展中国家最集中的大陆，在中国外交战略全局中占有非常重要的地位，是中国外交的大后方和重要战略依托。中非在医疗领域的合作帮助中国在非洲树立了良好的国际形象，并且为非洲民众提供了帮助，提升了非洲民众对中国的认可，增进了双方的政治互信和民心相通。

中国对非洲进行的医疗卫生援助正是中国践行“人类命运共同体”理念的真实写照。随着全球化的发展，非传统安全威胁越来越成为人类面临的共同挑战，特别是公共卫生突发事件所带来的影响更是引起了国家社会的广泛关注。2020 年新冠疫情的暴发更是让人类认识到了突发的公共卫生安全问题对人类社会所产生的影响。单靠某一个国家无法有力应对国际公共卫生危机，这使得国际合作变得极其重要，如何在全球治理背景下解决这一危机成为各方关注的焦点问题。在此背景下，中非之间的医疗卫生合作正是中非合作共同应对这种危机的重要体现。中国通过积极参与非洲国家的医疗卫生工作，在改善非洲医疗卫生状况的同时，积累了参与国际事务的经验，提高了中国的国际影响力，树立了中国全球发展贡献者的形象。同时，中国还加强同世界其他国家和相关医疗机构在非洲医疗卫生领域的合作，通过多边合作和加大对非洲的医疗卫生援助，积极参与非洲国家医疗卫生方面的国际会议，扩大自身在全球卫生治理中的影响力。

总之，中非之间的医疗卫生合作不仅提高了非洲人民的健康水平，改善了非洲的医疗卫生状况，促进非洲医疗卫生体系的完善，加强了中非之间的政治互信和民心相通，巩固和发展了中非友谊，增强了中非之间的经贸往来，传播了中国优秀的传统文化．同时，中国对非洲的医疗援助帮助中国塑造了良好的国际形象，帮助中国拓展了更为广阔的外交空间，提升了中国参与国际卫生合作的能力。

七　中非医疗卫生合作建议

虽然目前中非医疗卫生合作成效显著，但在系统战略规划、援助体系、援助主体、卫生发展援助评估、对非医疗卫生援助的影响力等方面需要提升和改善。针对上述问题，本章从以下六个方面对中非卫生合作的未来方向提出了政策建议。

1. 加强系统战略规划，以对非医疗援助为契机推进“一带一路”基础建设

中国对非医疗援助自20世纪60年代开始延续至今，主要服务于中国外交战略。改革开放前，受意识形态影响较大；改革开放后，中国对非医疗援助工作逐步淡化了意识形态导向，开始与全球公共卫生治理体系接轨。但是，与其他对外援助大国相比，目前中国卫生援外仍像是延续之前的“惯性”，对外医疗援助工作缺乏全面的整体战略设计和医疗援助机制设计，并未及时根据世界与非洲形势发展进行动态调整。这对于未来中国对非医疗卫生援助与合作以及中国积极参与全球医疗卫生治理都会产生不利影响。

随着全球卫生危机的加剧，卫生议题日益成为国际关系的一项显性议程，尤其是在当前新冠疫情全球肆虐的情况下，全球卫生治理与卫生合作已成为最热门的全球议题之一。众多发达国家一直以来就高度重视国际卫生援助，并且有着清晰的战略规划。以美国为例，早在1961年，美国国会就通过了《对外援助法案》，确立了卫生援助在美国外交活动中的战略地位。在

最近十年，美国相继出台了一系列外交战略报告，其中卫生援助有着明确的战略目的和措施。卫生援助由美国国际开发署总体规划，是美国追求全球政治和经济利益的重要手段。而目前中国的对外卫生援助由多部门协调完成，缺少更高级别的协调机制。在援助理念与援助机制的设计上，中国现阶段仍无清晰的战略目标。明确中国对外卫生援助的理念与机制设计，不仅更加有利于未来的援助工作，也将有助于更好地参与全球公共卫生治理体系，推动构建人类卫生健康共同体。故建议加强整体布局和系统战略规划，以对非医疗援助为契机，积极推进“一带一路”建设，具体包含以下两点。

第一，中国对非卫生援助与合作需在中国外交整体规划下进行。中国需要从理念层面对中国对外援助作出总体规划。建议明确对非卫生援助与合作在构建中非命运共同体及参与“一带一路”建设中的具体定位，同时也使其与各受援国社会发展及卫生需求相匹配。就非洲地区医疗卫生事业发展规划而言，非盟各国政府领导于2015年通过了作为非洲未来五十年发展规划的《2063议程》，其中卫生健康领域是重要发展领域，有着较为详细的规划目标。所以，在对非医疗卫生援助与合作中，应详细考察此规划框架下非洲各国的医疗卫生需求以及该国参与“一带一路”建设中的具体定位，对中国在该领域的优势、劣势进行清晰地认识，以中国卫生领域之优势，弥补受援国医疗卫生发展之短板。

第二，尽快制定全球卫生治理的国家战略。对非卫生援助已成为中国参与全球治理体系的重要组成部分，而当前新冠疫情肆虐，卫生治理在全球治理体系中的位置更加重要。中国通过对非医疗援助参与全球公共卫生治理，增加了在相关问题上的话语权。一些国家如美国、英国、印度、日本、法国等在若干年前已开始制定全球卫生国家战略，而中国至今都未制定和发布。建议中国政府尽快制定全球卫生治理的国家战略，可在制定的过程中以“人类命运共同体”“人类卫生健康共同体”

为核心理念，展现中国不同于西方的价值观，将丰富的价值内涵赋予对非医疗援助工作之中，进一步树立中国国家形象，讲好“中非友好故事”。

2. 进一步完善对非医疗卫生援助体系与机制

第一，完善对非医疗卫生援助的机制体系，有效协调各个机构之间的援非工作。目前中国的对外援助体系是由多个机构共同组成。中国援非工作中涉及的部门较为复杂，中共中央及国务院属于最高管理部门和决策机构，负责拟定援助政策、援助战略的总体布局，国家国际发展合作署会同商务部、外交部、财政部以及有关专业部委与受援方政府定期制定立项规划，对后续重点援助领域和重点援助项目做出详细安排，并建立援外项目储备库，实行动态管理。财政部、中国进出口银行主管援助资金的支出与分配；外交部则从外交关系领域决定援助对象以及援助方式等重要内容。以上部门在开展对外援助时有一定的分工，它们在援助活动中发挥的作用虽然有所不同，但是地位都是同等重要的，缺一不可。由于缺乏独立而相对统一的对非援助组织机构、对非援助涉及部门人员众多，造成管理机构众多，工作效率较低，并且政策难以立即落实，缺乏一定透明度。此外，对外援助涉及国内与国外两个方面，同时涉猎医疗、卫生、农业、基础设施建设等众多领域，而其又因专业细化由各个专业部委分管，所以极大增加部门协调与整合的困难度。建议成立统一的对非援助组织机构，以便协调各个机构和领域的工作，提高效率，能够和相关项目以及受援国的需求精准对接。

第二，目前中国对非卫生援助缺乏对相关援助效果的评估机制。一直以来，中国对外援助侧重于对援助项目的事前评审而非事后评估①，缺乏独立的评估机构与评估标准。中国目前的

① 何霁赠、李庆四：《新时代中国对外援助面临的挑战及改革路径》，《中共中央党校（国家行政学院）学报》2019 年第 3 期。

援助评估工作还是属于内部评估范畴，和西方国家的评估机制存在差距，评估的独立性从制度上缺乏保障。中国没有独立的对外援助评估部门和咨询机构，一般是受商务部授权或委托的组织执行相关职能，并未真正实现对援助效果进行独立评估。而美国、日本等发达国家，比较重视援助政策的效果评估，甚至还专门制定了相关评估标准体系，这都需要我们借鉴和学习。针对目前中国对非援助的评估机制专业化程度不高、未建立评估标准体系的问题，国家层面应建立完备的对非援助评估机制，制定相对独立的评估部门和机制。建议尽快形成受援国、中国的国内企业和国家国际发展合作署三方认可的评估机制，制定具有可操作性的评估标准，并设置相关专门认定相关评估资质的主管单位。由获得资质的第三方单位负责评估援助活动中的各个阶段，保证评估体系的完整性和评估过程中的公正性。随着2018年国家国际发展合作署挂牌成立，由国家国际发展合作署负责援外项目的监督检查，建立项目评估制度和项目实施评价体系等。

第三，提高中国援助评估的信息化。西方评估的信息化水平较高，援助工作中的具体数据能够在相关官网平台上查询，通常会对数据进行及时更新，可以为政府主管部门和科研工作者使用，例如美国威廉玛丽学院建有完备的“援助数据库”，数据库中含有大量的“中国对非援助数据”。中国援助工作的信息化整体程度有待提高。建议国家相关部委尽快建立一批援助项目信息管理平台，包含项目资料数据库、专家库、企业信息库等，以此来对援助项目进程进行监督和跟踪，并实现多部门共享。这样有利于对援助项目进行长期追踪式评估，也能为后续援助工作提供科学指导。

第四，可仿效第三方市场合作机制，在对非援助中与国际组织或其他国家开展三方援助合作。一方面，可根据非洲国家的受援需求，与国际组织或其他发达国家取长补短，共同对非开展援助及合作。该举措能够最大程度整合三方优势资源，推动合作国家的优势互补、互惠共赢；另一方面，可通过三方合作，扩大中国在国际援助和全球治理领域的影响力，提升援外话语权，进一步开拓对非援助新局面，完善对非卫生援助体系。

3. 推动对非医疗援助的主体多元化

在中国对外援助工作中，政府是对外援助的决策主体和执行主体。以政府为主导的对外援助工作，其优势在于能快速集中人力、物力等大量资源进行援助。改革开放以后，特别是20世纪90年代以来，中国对外援助意识形态色彩和国际战略属性开始减弱，更多强调政府职能的转变与按经济规律办事；与此同时，中国逐步深化市场经济改革，市场更多地参与到国内医疗资源配置中。而在对非卫生援助活动中，目前仍以政府力量为主，非政府组织参与能力较低，社会力量动员有限。这种以政府为主体的对外援助工作也具有一些弊端。第一，政府主导下中国对非援助工作，无法充分调动广大社会资源参与其中，尤其是私营企业、非政府组织等。第二，当前这种以政府为主体的对非卫生援助，一定程度上不利于中国与国际公共卫生合作机制接轨。目前大部分西方国家的对非援助都以非政府组织为主、政府为辅。在国际卫生援助中，国际红十字会、抗击艾滋病、肺结核和疟疾全球基金等国际组织，主要从世界各国非政府组织中吸纳资金和资源，进行全球卫生项目援助。其中大部分项目都在非洲实施，这也使得西方国家在对非国际卫生援助中享有话语权。

以美国为例，美国在进行援外战略部署后，以巨额援助资金支持卫生援助项目，以国际非政府组织与慈善机构为具体实践者，在实现援外目标的同时掌握着国际对外援助的核心话语权，不断提升国际领导力。此外，西方国家非政府组织资金雄厚，在非洲活动时间久，经验丰富，普遍影响力较大。而中国以政府为主体的对非卫生援助，虽然在非洲地区为当地人民提供了优良的服务，广受非洲人民好评，但由于自身非政府组织较弱且未广泛参与，对非医疗援助主体缺乏多元化，非政府组织与社会力量难以参与其中，在难以继续提升援外效果的同时，也影响中国与全球公共卫生治理体系接轨，故在国际公共卫生事务中话语权有限。与美国等西方对外援助大国相比，仍处于全球公共卫生治理体系边缘地带。

现阶段中国对非医疗卫生援助以政府为主导，需要多主体参与补充。尤其是发挥市场机制，充分调动多元主体参与到对非医疗援助中，这也更加有利于中非医疗卫生平等互利的交往。具体而言，可以从以下几个方面进行努力。

第一，除了派遣医疗队，应扩大援非队伍，提高影响力，可从国内医学院校的优秀研究生中招募志愿者参加医疗队或开展其他志愿活动。志愿者是一种国际通行且行之有效、扩大民间交流的方式，不仅可以缓解医疗队“派遣难”的问题，还可通过志愿者深入中非百姓日常生活之间的互动，有效增强非洲基层民众对中国及其文化传统的了解，促进民心相通。

第二，中国政府应充分发挥市场机制，鼓励中国医疗制药企业在非洲地区投资设厂，充分发挥企业作用。对非医疗卫生援助是一项长期工作，非洲的医疗卫生条件也难以在短时间内迅速改善，故帮助非洲国家建立起本地区的公共医疗体系、提高非洲本土制药能力等，是今后非洲医疗卫生事件援助和发展的重点。同时也提高了中国企业在中非医疗卫生合作中的地位和作用。对于中国企业来说，现阶段非洲国家正在推进工业化进程，非洲本土具有广阔的医药市场，中非医药产业领域合作前景广阔。

第三，在对非医疗卫生援助中也应充分调动非政府组织的积极性，鼓励非政府组织力量参与对非医疗援助工作。随着全球治理主体结构的变革，非政府组织、民间组织参与全球治理趋势日益显现。同时伴随着中国经济社会的飞速发展，中国本土越来越多的非政府组织出现，并热衷于国际人道主义救援工作。政府可以对相关社会资源进行整合，并给予适当引导，即可从制度和资金两方面对非政府组织进行整合和引导：在制度上，通过制定明确的法律法规确立政府与民间组织之间对非援助方面的合作关系，将其纳入对非援助的整个体系之中，可由国家国际发展合作署统一协调、部署民间组织的对非援助工作；在资金方面，可以学习借鉴美国的做法，通过向民间组织购买服务的方式，委托民间组织参与政府的对非援助项目。此举有以下优点：一是将涉外民间组织正式纳入援外管辖范围之内；二是借民间组织力量，促进民间交往，实现中非“民心相通”，提升中国国际形象；三是借此可建立与非洲本土民间组织、其他国家或者国际非政府组织的联系，便于与其展开交往，掌握话语权，在国际事务中积极表达民间的立场和声音。

4. 帮助非洲国家建立健全公共卫生服务体系，积极传播中国医疗卫生经验

第一，鉴于目前非洲传染病防治体系中初级医疗保障体系最为薄弱，可优先考虑对非洲国家基层地区进行医疗援助。具体而言，在充分进行援助评估和规划的前提下，一方面对非洲国家经济薄弱地区的基层医疗卫生服务体系进行建设，特别是援建一批基层农村医疗点、卫生站和医院，并赠送相应的器械、设备等；另一方面，对该区域内的一些高发传染病进行专项防治工作，可以组织中国医疗队参与相关传染疾病的筛查工作，发放相关的药品、疫苗以及相应的物资，阻断传染病传播链条，保护易感染人群。此外，鉴于非洲国家从医疗物资到医学人才都严重匮乏，应培养其“造血”能力，使其能独立地供应医疗物资、培养医学人才。

第二，在物资供应层面，中国应该通过援助、出口和直接投资等方式，提升非洲传染病防治相关的药品、医疗设备、防护物资和消毒清洁用品的供给。可以发挥中国加工制造业的优

势，实施中非医药领域的产能合作。具体做法可以灵活多样：一是中国可支持医药企业和防护、消毒、清洁用品企业在非投资设厂，非洲的中国工业园可以作为这类企业取得中非政策性支持的环境，如埃塞俄比亚在东方工业园中的三圣制药；二是加强中国医药产品的国际认证，推动中国的医药产品“走出去”步伐，在这方面，中医药前景广阔、大有可为；三是改善非洲的药物和设备的可获得性，促进中国医药产品出口非洲与帮助非洲国家提高卫生医疗用品的本地产能相结合，增强非洲国家自身的供应和生产能力，尤其提升其生产防治传染病的药品和疫苗的能力。

第三，在人才技术方面，对非洲医疗系统管理者、医护人员、技术人员、科研人员等提供支持与培训，在关键时期或周期性地提供医学、公共卫生和流行病学相关科目的教育培训和人才交流，尤其是培养一批非洲紧缺的技术人才，如麻醉师、外科医生、儿科医生、妇科医生、助产士、重症监护护士等，开展在传染病领域的中非之间医院、高校研究所的对口技术合作。在培训方法上，非洲就地培训与来华培训相结合，就地培训不仅规模更大、更具经济性，且更能结合非洲本地的医疗卫生或疫情发展的实际情况增强知识共享，促进双方机制化的经验交流。同时因地制宜，利用信息技术手段建设一批远程教育中心、医疗中心、知识中心等，开展相关的远程培训活动。

第四，中国在自身医疗卫生保健事业发展中，已经形成具有自身特色医学知识和完整的传染病防治体系。例如，在中华人民共和国成立初期为解决国内传染病问题，建立了低投入、广覆盖的基础防疫和医疗救助体系；于 2000 年后建立覆盖城乡的医疗保障体系；等等，这些都是中国作为发展中国家在实践中探索出的经验，可以向有类似国情的非洲国家推广。尤其是在社区医生培养、基层疾病防疫经验、医疗保障体系建立上，可以因地制宜地实现中国发展经验和知识的非洲转移，更好地助力非洲发展，惠及非洲人民。

第五，在传染病防治领域，自中华人民共和国成立以来，中国政府坚持“预防为主，防治结合”方针，不断加大传染病防治力度，通过开展预防接种和爱国卫生运动等防控措施，降低了传染病发病率，有效控制了传染病的流行和蔓延①。一是有针对性地进行防疫工作。中华人民共和国成立初期，针对鼠疫、霍乱、黑热病、麻风病等疾病的流行状况，迅速布置人员和卫生机构，统筹调动全国力量，进行专项防疫。二是实施国家免疫规划。免疫规划工作是中国卫生事业成效最为显著、影响最为广泛的工作之一。20 世纪 60 年代初，中国通过接种牛痘消灭了天花，较世界卫生组织 1980 年宣布全球根除天花早了十几年。2000 年，中国实现了无脊髓灰质炎消除目标。2002 年，中国决定将新生儿乙肝疫苗纳入国家免疫规划，国家免疫规划由接种 4 种疫苗预防 6 种传染病，扩大到接种 5 种疫苗预防 7 种传染病。2007 年，国家决定实施扩大国家免疫规划，规划疫苗增加到 14 种预防 15 种传染病，免疫规划人群也从儿童扩展到成人。三是发动人民群众开展爱国卫生运动。爱国卫生运动是中国公众广泛参与、与公众健康密切相关的社会公益事业，迄今已开展 60 年，国家长期动员各族人民群众，在各个城市、各个单位轰轰烈烈开展爱国卫生运动。爱国卫生运动坚持以预防为主的方针，通过开展除害灭病、健康教育和健康促进、农村改水改厕、城乡环境卫生整治等，降低了传染病危害，提高了居民健康水平②。而这些传染病防治的有益经验，都可以在非洲国家推广。

---

① 孙照红：《新中国成立以来党领导战“疫”的举措与经验》，《北京日报》2020 年 3 月 5 日，http：//ylxf. 1237125. cn/Html/News/2020/3/5/317693. html。

② 《新中国成立初期传染病防疫的历史经验与启示》，西南财经大学马克思主义学院官网，https：//mks. swufe. edu. cn/info/1064/2896. htm。

第六，在基层卫生保健领域，中华人民共和国成立初期政府针对当时“一穷二白”的国情，探索出了“赤脚医生 + 中医 + 合作医疗”的基层卫生保健模式，取得了良好效果。中华人民共和国成立初期基层医疗防治的经验如下。毛泽东给医疗卫生界知名的“6.26 指示”——《把医疗卫生工作的重点放到农村去》（1965 年），该批示促进了合作医疗制度的建立与整个中国农村的“赤脚医生”的兴起。这两个新兴事物和县—乡—村三级医疗卫生网，后被称为中国农村卫生工作的三大法宝。此外，当时西药匮乏，各地合作医疗站也经费紧张，为了实现低成本治病，赤脚医生开始挖掘现有中草药资源，“一根银针、一把草药”成为当年赤脚医生的法宝，也满足了基层农村低成本保健的需要。当时中国以不到发达国家百分之一的医疗卫生支出，解决了占人口绝大多数的农民群众的医疗保障问题，被世界誉为“发展中国家解决卫生经费的唯一范例”，是“成功的卫生革命”。针对非洲众多国家类似的国情，也可以将中华人民共和国成立初期基层卫生保健的经验推广到非洲国家。

5. 加强中非传统医药领域的合作，促进中医药在非洲的发展

与现代医学相比，中医在非洲的普及有更大的优势。第一，中国长久以来对非洲的医疗帮助已经在当地形成了对中医的信任，中医药在非洲有良好的“群众基础”。第二，中医的方法和非洲传统医学有相似之处，大多数非洲人民认为传统方法比现代医学更健康，更容易接受中医理念和中医治疗方法。特别是在新冠疫情防控过程中，“中国方案”受到世界各国高度认可，中医药全程参与诊疗过程，为疫情防控发挥了重要作用，提高了非洲各国对于中医药的认可程度。此外，对于非洲当前的卫生体系建设来说，重视传统医药的作用，加强和中医药的合作与交流，提升其在医疗卫生体系中的地位，非常有利于改善非洲当前较为落后的卫生健康状况。首位获得外籍中医学博士学

位的迪亚拉（Diarra Boubacar）教授表示，中非传统医学合作一定会产生1+1>2的效果，合作是缓解发展中国家缺医少药困境的良好途径，也必将让健康福祉惠及非洲人民。中非的中医药合作有利于加深中非合作的深度，使中非关系更加紧密。第三，相比于西药，中药的价格更为低廉。中医药相比西药而言具有加工成本低廉、技术要求不高、不使用抗生素等特点。此外，部分中医药为中成药，因此，若是可以利用非洲本地现有药材（或进口适合当地栽培的植物药材）可大大地降低成本，可以达到真正的惠民利民的效果，推动非洲当地的产业发展。这些都为中非之间传统医药合作打下了良好的基础。

虽然中医药在非洲有了较之前更大的发展，但是中医药在非洲的传播与发展仍面临着以下困难。

第一，中医在非洲的流行程度远不如非洲传统医学以及现代医学。睿纳新咨询于2018年为联合国艾滋病规划署（UNAIDS）和中国医药保健品进出口商会（CCCMHPIE）进行的研究表明，在21个非洲国家中，中药平均仅占中国所有药品和保健品出口的2%。① 目前，中国出口南非的中成药多为风油精、人丹、红花油、花露水、六神丸等技术含量低且在临床中根本起不到主导作用的传统品种。唯一科技含量高的是我国的青蒿素，在非洲销售已有十年以上。中医药在非洲的市场准入方面有很大的限制。当前非洲的医药市场主要由西方国家把控，中国想进入非洲医药市场有较大的难度，既得利益者必将提高中医药市场准入的门槛。当前，中国只有30多家公司的制剂得到了准入认证，而西方国家的医药却在非洲广为认可。②

① 《传统中药正在非洲发展。它能帮助对抗COVID-19吗?》，https://developmentreimagined.com/2020/07/16/covid-19/?lang=zh-hans0。

② 刘峥屿等:《湖南省与非洲加强中医药产业合作对策研究》，《中国初级卫生保健》2021年第5期。

第二，由于中医药进口国与中国具有不同的技术标准、认证制度、检验检疫制度，中医药进入外国市场时会遇到很多新的贸易阻碍，中国中医药走进非洲的主要障碍有以下几点。（1）中医药产品的注册问题。一般而言，中国出口到国外的中医药往往按保健食品或者植物药进行管理，其注册程序相较于西药更加简单。而中医药的某些特点，如活性成分和副作用不明确，使得中医药无法满足类似西药的注册标准，故使其无法注册为药品。（2）中医药产品的认证问题。植物类药品的生产具有一系列国际化的质量控制体系，涉及培育种植、加工生产、包装贮存、运输销售等诸多方面。只有全部生产过程达到国际质量控制标准，该药品才能在西方国家进行认证并满足出口条件，而中国的中医药生产大多采用传统工艺与流程，使其可能无法满足质量认证标准的要求。（3）中医药产品的包装与说明书问题。西方的医药销售体系中明确要求药品名称及其说明书必须列入国家药典。而大部分从中国出口的中成药没有详细的英文或法文药品说明书，或者没有列明清晰有效的成分。这意味着许多中成药无法在医院使用或在药店销售。此外，当前非洲多数国家对中医药还没有明确的管理法规条例。而非洲国家深受西方发达国家药品管理规定和质量标准体系影响，上述问题对中药出口到非洲国家产生了巨大阻碍。①

第三，中医在非洲传播遇到的问题。一是，人员短缺，非洲当地的从业人员非常少，多数中医师通过援非项目或者志愿服务进入非洲，停留时间过短。二是，和其他地区相比，非洲国家出台的关于中医药的国家政策还非常有限。

基于此，应该从以下几个方面促进中医药在非洲的发展。

其一，以“一带一路”为契机，贯彻落实《中医药“一带

① 冯洁菡、周濛：《“一带一路”中非传统医药合作与国际知识产权制度的变革》，《武大国际法评论》2019 年第 5 期。

一路”发展规划》，推动民族药资源的开发利用，促进中药和天然药物以及药物研发继续走进“一带一路”非洲沿线国家和地区，推动中医药“一带一路”建设，发挥中医药软实力的作用，服务国家大战略。中医药凝聚了中华民族传统文化的精华，是中华文明与沿线国家人文交流的重要内容，有助于促进与沿线国家民心相通。中非加强传统医药领域中的交流，将为中非传统文化的互学互鉴搭建新平台，推进构筑更加紧密的中非命运共同体。中国国家中医药管理局局长于文明表示，未来中非传统医药合作应本着“共商共建共享”的原则，实现更高水平的合作共赢，更好造福中非各国人民：“一、坚持政府共商，进一步提升合作的层次；二、坚持机构共建，进一步拓展合作的领域，我们将加大支持中国中医药大学、制药企业积极搭建学、研、产等国际合作平台，支持世界针灸学会联合会、世界中医药学会联合会等国际组织继续在法规标准、教育培训、科学研究、国际化发展等方面开拓新的领域；三、坚持服务共享，进一步夯实合作的成果。”①

其二，加强中医药注册工作。当前在非洲国家总体完成注册并上市的中医药数量较少，开展中医药的注册工作迫在眉睫。可以参考中医药在古巴、新加坡、俄罗斯等国的成功注册经验，借助“一带一路”倡议及中非合作论坛搭建的平台，推进中医药在非洲国家的药品注册工作。通过收集有合作意愿非洲国家相关政策信息，对这些国家药物注册政策及相关法案进行释义、分类，梳理在其国家中药注册的可行政策途径，促进更多更好的中医药在非洲获得注册，并最终上市销售，使中医药走进非洲，造福更多非洲民众。

其三，开展中非之间的中医药专项合作项目，开拓非洲的

---

① 《中国与非洲国家共同探讨传统医药领域的合作与发展》，http：//www.focac.org/chn/zfgx/rwjl/t1586451.htm。

中医药市场。“建议国家在援非项目中设立中医药专项，开展中国政府与非洲各国政府之间的中医药共建工程，在非洲开办或资助开办中医药学院，培养非洲本土医师。同时也希望内地药企来非洲投资，内地医务工作者来非洲创业，为非洲人民的保健和健康做出贡献。”① 中国和非洲将共同建设更多的“中医药中心”，为非洲民众提供更好的服务，鼓励中医药企业在非洲展开中医药本土化生产，支持非洲企业来华进行传统医药合作，共享传统医药资源，惠及更多民众。就职于南非约翰内斯堡中医诊所的沈斌认为，“开拓非洲的中药市场，不能单纯卖药，而是需要输入中医治疗理论，实行‘以医带药’的方式，促进中药出口”。

其四，呼吁非洲国家积极参与促进中非传统医药合作。可从以下几个方面着手。一是呼吁非洲国家出台和制定中医药相关的积极的政策法规，为中医药在非洲的发展创造良好的政策环境；建议非洲大学和科研机构合作培养更多的中医师，扩大中医在非洲的服务范围；鼓励各国中医师在非洲开设私人诊所。此外，非洲应该加大对传统医药的研发支出，加大研发力度。有了科学研究结果的支撑，传统医学才能够得到认可。二是制定相关的法规和课程来监管和传授传统医学。三是加强对非洲传统医药的监管和数据搜集工作，规范草药的使用，同时通过系统规范的课程来传播和继承传统医学知识。一方面促进传统医药的合法化；另一方面促进传统医学在民众中的普及。在此基础上，非洲可以推动传统医药在整个非洲和世界范围内的传播和推广，从而作为其文化输出的一部分。

6. 全面提升对非医疗卫生援助的影响力

目前，中国对非医疗援助已成中国援外的“金字招牌”，其

---

① 张毅：《非洲中医药发展现状》，《中医药导报》2018 年 8 月 17 日，http：//tmbos. com/index/article/view/id/1459. html。

持续时间长、派遣人次多、涉及国家广，在国际上尚属罕见。随着中国社会经济的飞速发展和国家综合实力的显著提升，中国对非洲卫生援助队力度也在不断加大。但需注意的是，当前中国对非卫生援助的国际影响力并未达到投入水准，对非医疗卫生援助的影响力提升不足。具体原因如下。

第一，中国对非洲地区发展援助在国际和国内的宣传力度都不足。长期以来，中国对非援助工作一直是“少说多做”。一方面，中国媒体在对非援助宣传上缺乏一定的规模与成效，在国际社会上也缺乏一定的话语权；另一方面，即便对非洲国家，目前也没有专门的宣传机制，虽广受非洲民众好评，但很少主动讲出来，甚至连部分非洲人士都不了解中国对非援助政策，这也不利于中非人民之间的感情交流。第二，非洲历史上作为西方的殖民地，深受西方教育与西医知识体系的影响，对西医和西方医学实践更是极为推崇。虽中国援非医生和带来的中医药通过实际治疗效果，在受援国被广大当地患者认可，但许多非洲民众仍对西方医学和医生过于推崇，对中医药仍持质疑态度。第三，由于中国对非洲的医疗援助多是官方主导的，在西方把控的国际公共卫生事务中话语权有限；同时民间组织参与援外活动较少，开展民间活动也交流较少，再加之西方国家别有用心地散播有关言论，不断对中国进行诽谤和污蔑，这也使得外宣效果大打折扣。

事实上，中国对非洲的医疗卫生援助工作，对于改善当地人民医疗卫生状况起到了重要的作用，其中派遣援非医疗队项目也是中国目前项目时间最长、效果最好、最贴近非洲民众的一项伟大工程。卫生援助领域如此好的效果，却没有得到很好地宣传和传播。加上中国对外工作一贯提倡“少说多做”的思维，使得当前对非医疗卫生援助的影响力提升显著不足，而这种传统思维已明显不能适应当今信息化时代的发展。相对于宣传而言，中国政府更注重对非洲援助的实际行动和效果，一直不太重视宣传工作。而这既引起了西方国家对中国援非政策的诽谤、污蔑和指责，也使很多国家包括非洲国家对中国援非政策和实质不了解，产生了误会和猜疑。因此，中国应该从以下两方面着手，提升中国影响力。

第一，在非洲受援国加大宣传力度。就对非洲的医疗卫生援助来说，非洲当地人民虽然可以直接感受到中国医疗卫生援非所带来的好处，但却不理解中国为什么要这样做，对中国的援非政策和援非理念并不了解。此外，由于语言和文化不通，一些中国医疗队员和当地居民的直接交流有限，甚至在一些非洲受援地区本地居民都不知道有中国医生在援助。而由于历史与文化的原因，众多西方国家媒体（如CNN、BBC、RFI、VOA、France 24 等）在非洲的覆盖非常广泛，在非洲国家的影响力甚至超过非洲当地媒体，很多非洲民众对于中国的了解也来自西方媒体，这就导致他们对中国援非政策和实质不了解，甚至听信西方国家的谣言与污蔑。有鉴于此，建议用非洲当地的语言和媒体对中国的援非政策进行大力宣传，并鼓励派遣的医疗队队员利用闲暇时间与当地民众接触。

第二，中国主流媒体要转变观念，要从单纯宣传转为讲好中国故事。目前，中国媒体对中非关系的报道中主要涉及双方政要的交往、互动及讲话，其他领域报道较少，也缺乏生动性和深度性。而中国对非援助成果如此丰富，民间交往案例不胜枚举，但媒体却很少报道。例如中国对非医疗援助持续近 60 年，派遣医疗队队员 2.3 万人次，累计医治了约 2.3 亿人次非洲患者。但国内宣传报道力度并不大，甚至很多中国民众不知道中国援非医疗队的存在。中国主流媒体要转变传统观念，大力挖掘相关援非主题报道，更好地向中国与世界讲好“中非友好故事”，全面提升中国对非医疗卫生援助的影响力。

结 语

2023年9月，中华人民共和国国务院新闻办公室发布了《携手构建人类命运共同体：中国的倡议与行动》白皮书，彰显了中国构建人类命运共同体的决心。在抗击新冠疫情的过程中，中国提出并致力于构建人类卫生健康共同体，体现了其在全球抗击疫情中的重要地位。中国向全球提供紧急人道主义援助，向150多个国家和国际组织提供了大量援助和支持。中国是最早向世界各国提供新冠疫苗并将其作为"全球公共产品"的大国之一，同时将承诺转化为具体行动。中国还呼吁放弃疫苗的知识产权，与其他发展中国家联合生产疫苗。

疫情期间，非洲成为中国关注的重点地区。中国采取多种措施与非洲团结抗疫，这符合中国对非洲的一贯承诺。正如白皮书所提到的，中非命运共同体是最早提出的区域命运共同体，中非在卫生领域的合作已经成为全球发展合作的典范，同时中国也在努力通过这些领域的合作来塑造新型国际关系体系。

作为全球南方的一员，中国希望发展中国家在国际舞台上发挥更加积极的作用。中国的根本使命就是让发展中国家的声音得到倾听。中国坚决致力于更好地维护自身利益和其他发展中国家的共同利益。在2023年的金砖国家峰会上，习近平主席代表南方各国人民重申，反对新冷战，反对建立封闭的小圈子。发展中国家也渴望一个持久和平、普遍安全、共同繁荣的世界。历史已经证明，长期以来，尽管有西方国家的外在干扰，发展中国家的国际合作和团结是不可破坏的。

作为全球南方的重要力量，中国已经成功地从历史中总结规律，并实现了发展进步。金砖国家是塑造国际格局的重要力量。新兴市场国家和发展中国家过去20年对世界经济增长的贡献率高达80%，过去40年国内生产总值的全球占比从24%增至40%以上。以金砖国家为代表的新兴市场国家和发展中国家群体性崛起，正在从根本上改变世界版图，将推动世界多极化和国际关系民主化，推动国际秩序朝着更加公正合理的方向发展。中国的经济总量占到了金砖国家的70%，在国际社会中占据重要地位，同时与其他发展中国家和南方国家保持密切联系。中国承诺将坚决维护发展中国家的共同利益，努力增加新兴市场国家和发展中国家在国际事务中的代表性和发言权。同时，中国坚决反对霸权主义，永不称霸，因为中华文化的基因中就没有霸权基因。作为第一个完成民族解放和现代化进程的发展中大国，中国有责任与其他发展中国家休戚与共，建设符合全球人民利益的命运共同体，而中非在卫生领域的合作为全球发展合作树立了榜样。

参考文献

中文文献

[1] 郭佳：《后埃博拉时期中非卫生合作的趋向、挑战与建议》，《国际展望》2017 年第 2 期。

[2] 李平、徐海栋、汪茂荣：《非洲地区常见传染病流行现状》，《东南国防医药》2020 第 4 期。

[3]《联合国千年发展目标报告》（2011 年），https：//www. un. org/zh/mdg/report2011/pdf/4. pdf。

[4]《联合国千年发展目标报告》（2015 年），https：//www. un. org/zh/millenniumgoals/pdf/MDG% 202015% 20Press% 20Release _ Chinese. pdf。

[5] 美国疾控中心官网，https：//www. cdc. gov/globalhivtb/who-we-are/success-stories/success-story-pages/tanzania-mhealth. html。

[6] 裴善勤、钱镇：《列国志·坦桑尼亚》，社会科学文献出版社 2019 年版。

[7] 商务部：《对外投资合作国别地区指南》，http：//fec. mofcom. gov. cn/article/gbdqzn/。

[8] 世界卫生组织官网，https：//www. who. int/。

[9] 世界卫生组织非洲区域办事处，https：//www. afro. who. int/。

[10] 吴传华、郭佳、李玉洁：《中非人文交流与合作》，中国社会科学出版社 2018 年版。

[11] 《中国的对外援助》白皮书，http：//www. cidca. gov. cn/2018-08/06/c_ 129925064_ 2. htm。

[12] 社会科学文献出版社：国别区域与全球治理数据平台，https：//www. crggcn. com/。

英文文献

[1] Audrey Jackson et al. , "Tackling Infectious Diseases in Nigeria, Turning the Tide on TB and Accelerating toward Malaria Elimination", a report of the CSIS Global Health Policy Center, 2017 –03.

[2] Bob Snow, "115 Years of Malaria in Africa: A Brief History and Future Outlook", 2019 –06 –17, https: //www. isglobal. org/-/115-years-of-malaria-in-africa-a-brief-history-and-future-outlook.

[3] Christian A. Gericke et al. , "Health System in Egypt" inEwout van Ginneken Reinhard Busse ed. , *Health Care Systems and Policies*, New York: Springer, 2018, p. 16.

[4] Kim, Jong-Hoon et al. , "A Systematic Review of Typhoid Fever Occurrence in Africa", *Clinical Infectious Diseases*, Vol. 69, 2019, (supplement 6) .

[5] Snow, R. W. , Sartorius, B. , Kyalo, D. , et al. , "The Prevalence of Plasmodium Falciparum in Sub-Saharan Africa since 1900", *Nature*, 2017, Vol. 550, No. 7677, p. 515.

后　　记

本报告撰写分工如下：

第一章：陈丽娟

第二章：陈丽娟

第三章：田牧野、谷亚平、贺杨

第四章：贺杨、王海霞

第五章：王海霞

第六章：谷亚平

第七章：田牧野、谷亚平

谷亚平和恩科洛·福埃负责整体框架设计，初稿修改和统稿工作。田牧野负责组织撰写。

田牧野，中国社会科学院西亚非洲研究所（中国非洲研究院）社会文化研究室助理研究员，管理学博士。主要从事中国对非洲发展援助、发展人类学的相关研究工作。曾主持中央社会主义学院统一战线高端智库课题一项，参与多项国家社科基金项目。在《中国非洲学刊》、《青海民族研究》、*Asian Journal of Social Science*、《中国农业大学学报（社会科学版）》等学术期刊发表多篇学术论文。

谷亚平，历史学博士，中国社会科学院西亚非洲研究所（中国非洲研究院）助理研究员。2014 年毕业于郑州大学历史学院，获历史学硕士学位。2018 年毕业于中国社会科学院研究生院世界历史系，获历史学博士学位。研究方向为中非关系、非洲民族问题和非洲妇女问题。曾荣获中国社会科学院研究生院优秀博士论文三等奖、中国社会科学院研究生院研究生优秀学术论文三等奖以及中国博士后科学基金面上资助。在《国际论坛》《阿拉伯世界研究》等刊物发表论文数篇。

恩科洛·福埃（Nkolo Foé），中国非洲研究院国际顾问委员会非方委员。喀麦隆雅温得第一大学教授，国际哲学研究院（巴黎）正式成员，非洲社会科学研究发展理事会（CODESRIA）前主席（2015—2018 年）。非洲和比较哲学以及政治哲学（全球化、治理等）专家，撰写过多部非洲和亚洲后现代主义和后殖民主义的著作。